数式不要！

はめ込み統計学

EZRでできる保健医療統計これだけ

国立病院機構山形病院 ALS 治療研究センター センター長

加藤丈夫

医学書院

加藤 丈夫（かとう たけお）

国立病院機構山形病院 ALS 治療研究センター センター長。1952 年埼玉県大家村（現：坂戸市）生まれ。1979 年山形大学医学部卒業，同附属病院第三内科に入局。1984〜1986 年米国モンテフィオーレ病院・アルバートアインシュタイン医科大学にて神経病理学の研修・研究に従事。1992 年米国 ALS Association 研究所にて ALS 研究に従事。1997 年山形大学医学部内科学第三講座主任教授に就任。2017 年山形市保健医療監。2019 年山形市保健所長。2021 年 10 月より現職。医学博士，神経内科専門医。趣味は尺八演奏・作詞・作曲。バンド「一音一会（いちおんいちえ）」を結成。最近の音楽活動について，ご興味のある方は二次元バーコードをご参照ください（www.youtube.com/watch?v=_mNO4ma_7xk）。

数式不要！ はめ込み統計学
―EZRでできる保健医療統計これだけ

発　行　2021 年 10 月 1 日　第 1 版第 1 刷©
　　　　2023 年 12 月 15 日　第 1 版第 2 刷

著　者　加藤丈夫

発行者　株式会社　医学書院
　　　　代表取締役　金原　俊
　　　　〒113-8719　東京都文京区本郷 1-28-23
　　　　電話　03-3817-5600（社内案内）

印刷・製本　アイワード

はじめに

　私は統計学の専門家ではありません。統計学の専門家でもないのに，本書を執筆した理由について述べたいと思います。

　私は長年，医学部の内科学講座で学生教育や大学院生の研究指導および自身の研究を行ってきました。また，医学部附属病院の内科で，多くの患者さんの診療にも携わってきました。これらの教育・研究活動や診療活動には，医学的知識はもちろん，統計学や疫学の最低限の知識が必要でした。それらを知っていることは特殊な能力ではなく，当たり前のことでした。

　山形市が2019（平成31）年4月に山形市保健所を開設したいとのことで，私は2017（平成29）年3月に医学部を退職し，山形市役所の保健医療監に就任し，保健所開設の準備に当たりました。その間，市役所の保健・健康行政に携わる職員（保健師，薬剤師，栄養士など）を対象に医学・医療の勉強会を隔週で開催しました。そこで強く感じたのは，「ほとんどの人は，統計や疫学の知識がない」ということでした。彼らの多くは，住民の健康に関するデータを取り扱い，平均値を算出し，棒グラフなどを作成していますが，疫学や統計学の知識・技術がないため，それらのデータが十分に生かされていませんでした。

　この現状は，彼ら個人の責任というより，むしろ，彼らに十分な教育の機会を与えなかった指導者層にも責任があると思います。しかし，視野を山形市役所の外部に向けてみると，同じような状況が県内のみならず，県外の自治体にも認められることが分かりました。

　保健師，薬剤師，栄養士などの保健医療職の方は，学生時代に統計学の授業を受けたはずです。しかし，彼らが異口同音に訴えることは，「**難しい数式が出てきた途端，授業が別世界のように感じられ，それ以降，全く理解できなくなった**」ということです。したがって，現在の学生が受ける授業にも問題があるように感じています。

　自治体や保健所は，住民の健診データを集計・解析・評価し，それに基づいて住民の健康対策や健康行政の指針を立てることがきわめて重要です。この住民の健診データを集計・解析・評価する過程は，疫学・統計学そのものと言っても過言ではありません。今後，その重要性がますます大きくなっていくことは間違いありません。

　以上のような現状を少しでも改善したいと考え，自身の浅学を顧みず，本書を執筆した次第です。本書は，統計解析法の全体像を網羅するものではありません。あくまで，初心者を念頭に，地域の保健統計や医療統計で必要な最低限の項目を厳選し，「**保健行政や医療の現場で，実際に統計解析ができる**」ことに重点を置きました。したがって，**数式は一切使用せずに解説しました**。本書を読み終わるころには，あなたは統計ソフトを使って統計解析を行っていると思います。その姿を想像してみてください。きっと，うれしいと思います。私も読者のそのような姿を拝見したいと切望しています。

　本書での統計解析は無料の統計ソフトEZR（Easy R：イージーアール）を用いて解説しています。この素晴らしい統計ソフトを開発された自治医科大学教授の神田善伸先生に

敬意と感謝の意を表します。最後になりましたが，本書は月刊誌「保健師ジャーナル」（医学書院）の連載「数式不要！　はめ込み統計学」（2019年1月号から2020年1月号までの全13回）の内容を基に作成しました。保健師ジャーナルの連載および本書の執筆に際して，的確なご助言・ご指導をいただきました医学書院の長原光宏氏にこの場を借りて感謝申し上げます。

2021年9月

山形市保健所初代所長

加藤丈夫

目次

第7章　生存期間の比較　107

イラスト：キムラみのる

装丁・デザイン：トップスタジオ

● ダウンロード用 Excel ファイル

本書では練習問題などを通じて，統計解析手法を学んでいきます。以下の医学書院 Web サイトにファイルを配信していますので，アクセスの上ダウンロードしてください。

URL　www.igaku-shoin.co.jp/book/detail/108763

一覧

ダウンロード Excel ファイルの各タブに，以下のデータ Excel 01～10 が入っています。

web Excel 01　運動習慣と糖尿病

web Excel 02　運動習慣と HbA1c

web Excel 03　A 地区住民と B 地区住民の年収

web Excel 04　減塩指導と血圧

web Excel 05　雑談機会とストレス感受性

web Excel 06　天然歯数と MMSE 得点

web Excel 07　BMI と腹囲

web Excel 08　MMSE 得点と関連を調べる因子

web Excel 09　収縮期血圧と関連を調べる因子

web Excel 10　MMSE 得点と生存期間

※ファイルはユーザーサポートの対象外です。
※予告なしに，変更や配信を中止することがあります。
※Excel 2007 以降のバージョンでの使用を推奨します。

統計解析の流れを「見て理解」
基本の3つの検定法

　住民や患者のデータから何らかの比較を行いたいと思ったとき，そのデータが持っている性質によって，差があるかないかなどの判定に用いる検定法が決まります。データの性質を判断する要素というのがいくつかあり，本編で詳しく解説していくのですが，ここではその主な3つの場面をお示しします。これを見ると，データの性質にはどういうものがあるのかということと，それによって検定法が決まるということを，ざっくりと感じ取っていただけると思います。現時点で理解できなくても，本編を読んだ後に再度見ていただければ理解できると思います。

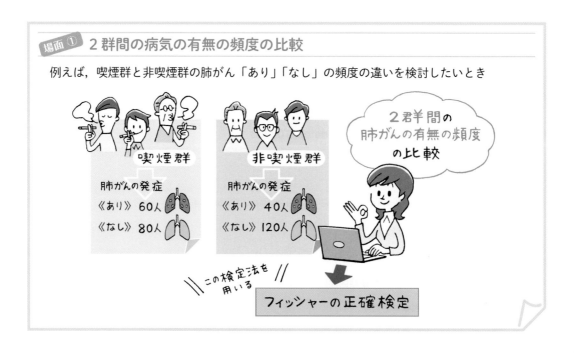

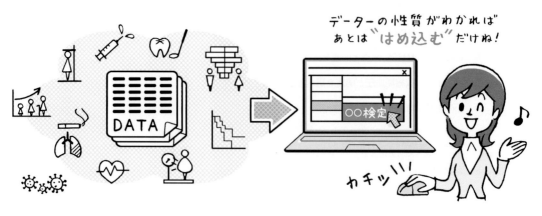

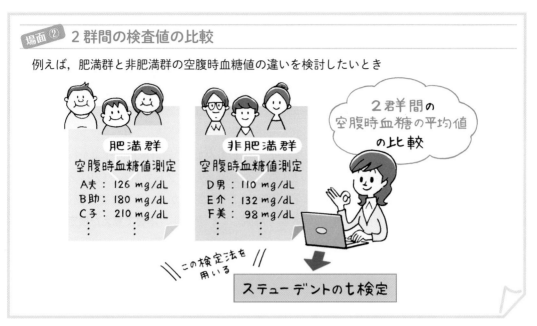

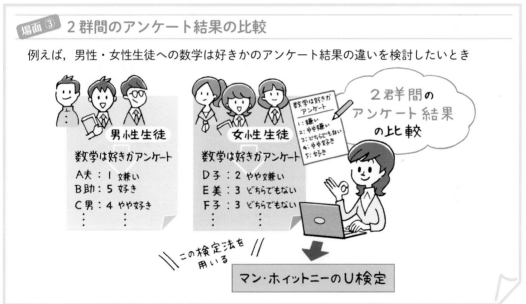

　ここまでで示したように，調べたいと思っているデータの性質が把握できれば，自ずと検定法が決まります。そして，後はパソコンのソフトなどにより，差があったのかどうかなどが算出されます。

　イラストで示したもの以外でも，例えば，A地区とB地区について住民情報を比較する場面では，運動習慣有無の差は「場面①」，血圧値の差は「場面②」，要介護認定者の要介護度の差は「場面③」に当てはめることができ，上記の検定法を用いることができます。

　この3つの検定法だけでも，保健行政や医療で扱う統計解析のかなりの部分を行えるということを想像していただけると思います。実際には，データの性質を把握するにはもう少し細かいポイントがありますが，これは本編で説明します。また，多群間の比較など，これより高度な統計解析も考え方の基本は同じであり，本書の後半では，そうした統計解析も紹介していきます。

EZR 操作一覧
検定法の場所と解説ページを一覧

　調べたいと思っているデータの性質が決まれば，後はパソコンで統計解析の作業を行うこととなります。本書では，その統計解析のツールとして主に無料統計ソフトである「EZR」を用います。ここでは，本書で紹介する統計の検定法などが EZR のどこにあるかということを一覧しています。EZR の概要やインストール方法については本編で解説していきます。**本書で覚えた検定法や操作を後から見返す際などにお役立てください。**

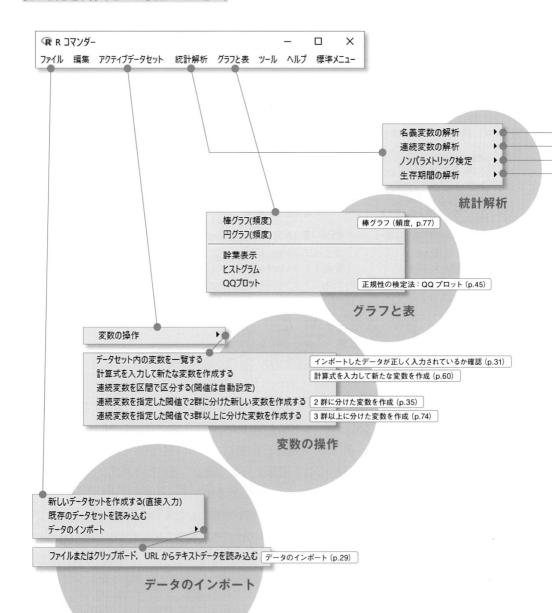

頻度分布
比率の信頼区間の計算
1標本の比率の検定
2群の比率の差の信頼区間の計算
2群の比率の比の信頼区間の計算

名義変数の解析

分割表の直接入力と解析 　検定法 2 群（名義変数）フィッシャーの正確検定（データを入力, p.16）
分割表の作成と群間の比率の比較(Fisherの正確検定) 　検定法 2 群（名義変数）フィッシャーの正確検定（データをインポート, p.28）
対応のある比率の比較(二分割表の対称性の検定、McNemar検定)
対応のある3群以上の比率の比較(Cochran Q検定)
比率の傾向の検定(Cochran-Armitage検定) 　検定法 傾向（二値の名義変数と順序変数）コクラン・アーミテージ検定 (p.71)

二値変数に対する多変量解析(ロジスティック回帰) 　検定法 多変量解析（名義変数）ロジスティック回帰分析 (p.95)

連続変数の要約 　連続変数の要約（平均値, 中央値等の確認, p.64）
外れ値の検定と除外(Smirnov-Grubbs検定)
正規性の検定(Kolmogorov-Smimov検定) 　正規性の検定法：コルモゴロフ・スミルノフ検定 (p.43)
平均値の信頼区間の計算
1標本の平均値のt検定

連続変数・正規分布の解析

2群の等分散性の検定(F検定)
2群間の平均値の比較(t検定) 　検定法 2 群（独立・連続変数・正規分布）ステューデントの t 検定 (p.50)
対応のある2群間の平均値の比較(paired t検定) 　検定法 2 群（対応・連続変数・正規分布）paired t 検定 (p.58)
3以上の等分散性の検定(Bartlett検定)
3以上の間の平均値の比較(一元配置分散分析one-way ANOVA) 　検定法 3 群以上（独立・連続変数・正規分布）ANOVA (p.87)
対応のある2群以上の間の平均値の比較(反復[経時]測定分散分析) 　検定法 3 群以上（対応・連続変数・正規分布）反復測定分散分析 (p.87)
複数の因子での平均値の比較(多元配置分散分析multi-way ANOVA)
連続変数で補正した2群以上の間の平均値の比較(共分散分析ANCOVA)

相関係数の検定(Pearsonの積率相関係数) 　検定法 相関（連続変数・正規分布）ピアソンの積率相関係数 (p.80)
線形回帰(単回帰、重回帰) 　検定法 多変量解析（連続変数・正規分布）重回帰分析 (p.103)

連続変数・非正規分布の解析

2群間の比較(Mann-Whitney U検定) 　検定法 2 群（独立・連続変数・非正規分布／順序変数）マン・ホイットニーの U 検定 (p.52)
対応のある2群間の比較(Wilcoxon符号付順位和検定) 　検定法 2 群（対応・連続変数・非正規分布／順序変数）ウィルコクソンの符号付順位和検定 (p.63)
3以上の間の比較(Kruskal-Wallis検定) 　検定法 3 群以上（独立・連続変数・非正規分布／順序変数）クラスカル・ウォリス検定 (p.87)
対応のある3群以上の間の比較(Friedman検定) 　検定法 3 群以上（対応・連続変数・非正規分布／順序変数）フリードマン検定 (p.87)
連続変数の傾向の検定(Jonckheere-Terpstra検定)
相関係数の検定(Spearmanの順位相関係数) 　検定法 相関（連続変数・非正規分布）スピアマンの順位相関係数 (p.83)

生存期間の解析

生存曲線の記述と群間の比較(Logrank検定) 　検定法 2 群（生存期間）ログランク検定 (p.109)

第1章

統計解析で
何が分かるの？

誰でも統計を活用できるチャンスがある

　医師，歯科医師，看護師，保健師，薬剤師，栄養士，理学療法士，臨床検査技師などの保健医療職を養成する学部や学科では，必ず，統計学の授業があります。それは，医療には統計学が必須だからです。そして，統計学は数学から派生した学問ですので，統計学の“原理”を理解するには，数学が必須です。大学は学問をするところですから，まず初めに“原理”を理解し，その原理に基づいて“実践”することが理想的であることに異を唱える人はいないと思います。従って，大学の統計学の授業に「難しい数式」が出てくることは，ある意味，避けられないことです。

● “原理”は理解していなくても“実践”はできる

　一方，現実の世界に目を向けてみると，“原理”は理解していなくても，上手に“実践”できることは数多あります。

　身近な例を挙げれば，目の前にある「電卓」がその好例です。私には，電卓が加減乗除を行い，平方根まで計算できる“原理”が全く分かりません。しかし，電卓を上手に活用しています。他には「パソコン」もその類と思います。

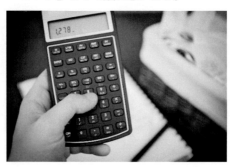

● 信頼性の高い統計ソフトが容易に入手できる時代

　「“原理”を理解していなければ，それを活用してはいけないか？」。明らかに「No！」です。一昔前は，統計解析を手計算でやっていました。その時代には，統計学の数式を理解していないと統計解析を実践できませんでした。

　現在は，1人1台パソコンを所有し，信頼性の高い統計ソフトが誰でも容易に入手できます。しかも無料で入手可能です（後程，紹介します）。**そのような時代には，数学が不得意な人でも，自分の仕事に統計を活用できるチャンスがあってもよいのではないかと思います。**

　「はじめに」（p.iii）で，「学生時代に，難しい数式が出てきた途端，授業が別世界のように感じられ，それ以降，全く理解できなくなった」と訴える保健師，薬剤師，栄養士などの保健医療職の方が多いと述べました。これは私見ですが，授業を行う統計学の専門家の中には，保健医療のリアルワールドを理解していない人が少なくないように思います。彼らは基本的には数学者ですので，原理の解説を重視することは無理もないと思います。

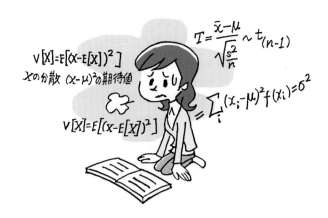

　しかし，保健医療の分野においては，統計学は現実の問題を客観的に理解したり，解決するための一つの手段です。現場で「何が問題なのか」「何を明らかにしたいのか」「何を解決したいのか」という問題意識があって，初めて統計手法は生かされます。

　今後は，むしろ，数学嫌いの保健医療職の方が統計手法を身に付け，現場の問題点を認識し，現場から出てきた生のデータを統計解析し，保健医療分野の重要な知見をたくさん発信する時代なのではないかと考えています。

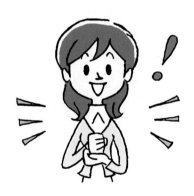

統計解析で何が分かるの？

　それでは，統計解析ができると何が分かるのでしょうか？

　例えば，住民を「塩分摂取量の多い」群と「塩分摂取量の少ない」群の 2 群に分け，各群の「高血圧の有無」を調査し，統計解析をすると，「2 群間で高血圧の有病率に（偶然ではなく）有意な差があるかどうか」が分かります。つまり，**2 群間（あるいは 3 群間以上）の「検査値」や「有病率」などに有意な差があるかどうか**が分かります。

　（偶然では起こりにくい）**有意な差があるかどうかの「判断の指標」として重要なのが p 値**です。本書の読者は統計解析の初心者だと思いますので，本書では「2 群間に違いがあるかどうか」の解析を中心に解説します。これがマスターできれば，3 群間以上の解析は簡単に習得できるからです。

まず初めに「p値の意味」を学び，次に「変数の種類」を学んでいただきます。「p値の意味」は，統計解析の結果を解釈するのに必要な知識であり，「変数の種類」の知識は，検定法を選択（多数の検定法の中から適切な検定法を選択）するのに必要だからです。

p 値って何？

前述のように，**統計解析の主要な目的の一つは「p値を算出する」**ことと言っても過言ではありません（算出といっても，実際に人が計算するわけではなく，パソコンが自動的に算出してくれます）。統計解析を行っている人は，算出されたp値が大きい値か小さい値かにより一喜一憂します。まず，p値の意味を知りましょう。

ほとんど全ての統計の教科書では，p値を説明するために，帰無仮説と対立仮説の説明から始めます。帰無仮説と対立仮説についてはコラム1で説明し，ここでは，**帰無仮説と対立仮説という用語を使用せずにp値を説明**します。

ポイント

① p値は，偶然によってデータに差が出る確率
② p値は，0〜1までの値を取る
③ p値が小さければ，偶然では起こりそうもない差
　⇒「偶然ではなく，本当に差がある」と判断
④ p値が大きければ，偶然でも起こりうる差
　⇒本当に差があるのかないのか分からない（判断は保留になります）
⑤ 慣習として，p値が0.05（5%）未満（$p<0.05$）のとき，p値は十分に小さいと見なされ，「偶然ではなく，本当に差がある」（有意差がある）と判断する

まず，下の**練習問題 1-1**を見ながら理解していきましょう。

練習問題 1-1

A地区の40歳以上の男性の腹囲の平均値は86 cm，一方，B地区の40歳以上の男性の腹囲の平均値は85 cmでした（**図 1-1**）。この2群のデータを統計解析して，p値「0.04」という数値が得られました（実際の解析方法については後で学びます）。

この2群間には差があると言えますか？

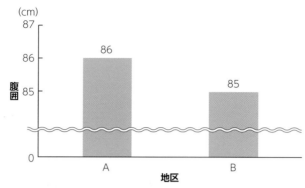

図 1-1　A 地区と B 地区の 40 歳以上男性の平均腹囲

　この場合，A 地区男性の腹囲平均値は 86 cm，B 地区は 85 cm と 1 cm の差があります。**p 値は，この差が偶然に起こる確率であり，一般に，「0.05」未満（p＜0.05）であれば，偶然に起こったとは見なさず，「有意差がある」と言ってよいことになっています**（世界的なコンセンサス）。この例の p 値「0.04」，つまり 4％は，十分に小さいと見なされ，両者の差が偶然に起こったとは判断せず，両群間には真に差があると判断します。

　この統計解析の結果を示す場合には，**「A 地区の男性は，B 地区の男性に比べて，腹囲の平均値は有意に大きい（p＝0.04）」**と記載します。このとき，必ず p 値も記載しましょう。もし，p 値が「0.001」などとさらに低ければ，結論の確からしさがさらに高くなります。

> **ひとこと　p＜0.05 に理論的根拠があるわけではない**
>
> 　p＜0.05 に理論的根拠があるわけではないので，論文やレポートでは，必ず「本研究では，p＜0.05 を統計学的に有意差ありとする」と一言加えるのが慣習（作法）です。

> **ひとこと　「有意差がある」は必ずしも「意味のある重要な差異」ではない**
>
> 　「有意差がある」は，必ずしも「意味のある重要な差異」を意味するものではありません（図 1-2）。
>
> 　例えば，A 地区の 40 歳以上の女性の血清総コレステロール値の平均値は 210 mg/dL，B 地区では 220 mg/dL であり，統計解析の結果，p 値は 0.03 であったとします。この場合，「B 地区の女性は，A 地区の女性に比べ，血清総コレステロール値の平均値は有意に高い（p＝0.03）（＝血清総コレステロール値の平均値は，両群間で有意差がある）」と記載しますが，平均値 210 mg/dL と 220 mg/dL の違いが，ヒトの健康にとって意味のある違いであるか否かは不明です。
>
> 　従って，「統計学的に有意な差（有意差）」があった場合には，医学，生物学，社会医学や一般常識などの知識を総動員して，広い視野から「（ヒトの健康にとって）意味のある差」かどうかを検討し評価する必要があります。一方，統計学的に有意差がなければ，それ以上のことは何も言えません。

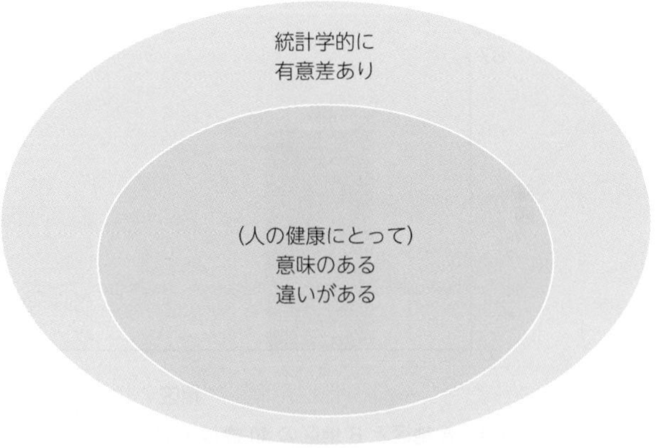

図1-2 「統計学的に有意差あり」と「（人の健康にとって）意味のある違いがある」は，必ずしも同じではない

ひとこと 「有意差がない」＝「違いがない」ではない

　最近は少なくなりましたが，学会発表で「統計解析の結果，p 値が 0.05 以上であったので，A 群と B 群には違いがない」と結論する演題を聞くことがあります。

　$p < 0.05$ を統計学的に有意差ありと定義した場合，$p \geqq 0.05$ のときは，「A 群と B 群に有意差はない」と言えますが，「A 群と B 群に違いがない」や「A 群と B 群は同じだ」とは言えません（つまり，A 群と B 群が同じか違うかは不明⇒判断は保留）。

ひとこと p 値は定量的な差の大きさを示すものではない

　A 群と B 群の検査値（例えば，血圧の測定値）や有病率（例えば，糖尿病者の割合）を比較した場合，「検査値や有病率の差が大きく」ても p 値が小さいとは限りません。逆に，多数例を解析したものでは A 群と B 群の差が偶然に起こる確率が小さくなり，「検査値や有病率の差が小さく」ても「p 値が小さく」なることがあります（後で学んでいきます）。

　つまり，p 値が小さければ，「A 群と B 群に差がある」との結論の確からしさが高くなりますが，群間の定量的な差を表すものではありません。

コラム 1 　帰無仮説と対立仮説

　以下の解説を一読し，理解できれば，あなたの頭脳は明晰です。**理解できなくても，実際に統計解析を行うことはできますので心配しないでください。**その場合には，深入りせずに，このコラム 1 は無視してください。

ポイント

●**帰無仮説：A 群と B 群は等しい（A＝B）**
　　例えば，A 群と B 群の糖尿病の有病率は等しい
●**対立仮説：A 群と B 群は異なる（A≠B）**
　　例えば，A 群と B 群の糖尿病の有病率は異なる

　A 群と B 群の関係は，A 群と B 群が「等しい（A＝B）」か「異なる（A≠B）」かの 2 通りしかありません。例えば，A 群と B 群の糖尿病の有病率は「等しい（A＝B）」か「異なる（A≠B）か」の 2 通りです。それ以外の可能性はありません。**「A 群と B 群が等しい（A＝B）」**と仮定した場合，これを帰無仮説といいます。一方，**「A 群と B 群は異なる（A≠B）」**との仮定を対立仮説といいます。

　一般に疫学研究では，「A 群と B 群に差があること（異なること）（A≠B）を証明」したくて統計解析を行います。しかし，証明の手順は回りくどく，「A 群と B 群は等しい（A＝B）」という仮説（帰無仮説）を立て，これを棄却（否定）することにより，「A 群と B 群に差がある（A≠B）」（対立仮説）と結論します。つまり，**「帰無仮説」を棄却することにより，「対立仮説」を採用**します。

　p 値は，帰無仮説が正しいとの前提のもと（つまり，A 群と B 群が等しいとの前提で），実際に観察された値が得られる確率を表しています。本書では，「p 値は，偶然によってデータに差が出る確率」と表現しました。p 値が小さい場合（例えば，$p < 0.05$），「帰無仮説のもと，極めて稀な（5％未満しか起こりえない）ことが起こった」とは解釈せずに，「帰無仮説（A＝B）が誤っていた」と解釈し，その結果，「対立仮説（A≠B）を採用」します。

● 具体例で考えよう

　具体的な例を挙げて考えてみます。

　例えば，コインを投げて，そのコインの「表」と「裏」が出る確率がそれぞれ等しい（つまり，それぞれ 1/2 の確率）との前提（帰無仮説）のもとでは，複数回コインを投げて「表」が出る事象の確率は以下の通りです。

　　2 回続けて「表」が出る確率は，
　　　1/2×1/2＝1/4＝0.25
　　3 回続けて「表」が出る確率は，
　　　1/2×1/2×1/2＝1/8＝0.13

4 回続けて「表」が出る確率は，

    $1/2 \times 1/2 \times 1/2 \times 1/2 = 1/16 = 0.063$

5 回続けて「表」が出る確率は，

    $1/2 \times 1/2 \times 1/2 \times 1/2 \times 1/2 = 1/32 = 0.031$

    p 値は，帰無仮説のもと実際に観察された値が出現する確率ですので，「帰無仮説（それぞれ 1/2 の確率）のもと，5 回続けて『表』が出る確率」は $1/32 = 0.031 = 3.1\%$ です（**図 i**）。

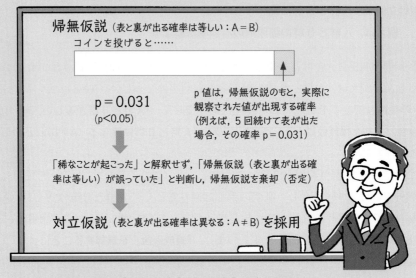

図 i　コイン投げを例に「帰無仮説」「対立仮説」「p 値」を説明

    実際にコインを投げて，5 回続けて「表」が出た場合には，「帰無仮説のもと，極めて稀な（3.1％の確率でしか起こりえない）ことが起こった」とは解釈せずに，5 回も続けて「表」が出るなんて，そもそも「このコインの『表』と『裏』が出る確率が等しいという帰無仮説そのものが誤っていた」と判断し，「帰無仮説を棄却（否定）」します。その結果，「対立仮説（『表』と『裏』が出る確率が異なる）を採用」します。この例の場合には「表」が続けて出ているので，「このコインは『表』が出やすいコインだ」と結論します。

    以上の解説を一読し，理解できた場合にはご自身を褒めてください。そして，明晰な頭脳を与えてくれたご両親に感謝してください。理解できなかった場合には，図を見ながら，もう一度，読んでください。2 回読んでも理解できない場合には，最初に述べたように，このコラムは無視してください。統計解析の技術を習得するのに支障はありません。

変数って何？

さて，続いて「変数」について学習します。

統計解析の学習において，「p 値」と並んで重要なのが「変数」の種類を理解することです。これが理解できると（といっても，難しいことではありません），実際の統計解析ができるようになります。

● 具体例で考えよう

「変数」について，具体例を挙げて説明します。例えば，東京都の高校 3 年生の男子の身長と，山形県の高校 3 年生の男子の身長を比較する状況を想定してください。このとき，「身長」は「変数」です。調査対象者ごとに身長の値（○ cm）が変わるため，「変化する数値」＝「変数」といいます。このように，身長，体重，血糖値，血圧値など，**調査対象者ごとにいろいろな値を取るものが「変数」**です。一方，常に一定の値を取るものを「定数」と呼びます。

もう一つ「変数」の例を挙げます。数値ではありませんが，《糖尿病あり》や《糖尿病なし》も「変数」として扱います。なぜなら，調査対象者ごとに《糖尿病あり》であったり，《糖尿病なし》であったり，変化するからです。数値でないのに変数と呼ぶのはおかしいかもしれませんが，慣習としてそのように呼ばれていますので，そのまま覚えてください。

● 「連続変数」と「カテゴリー変数」

身長，体重，血糖値，血圧値など，**連続した数字で表される変数は「連続変数」**と呼びます。一方，《糖尿病あり》《糖尿病なし》は 2 つのカテゴリーで表すことができますが，こうした**カテゴリーで表現できる変数は「カテゴリー変数」**と呼びます。後述しますが，カテゴリー変数は「名義変数」と「順序変数」に細分されます。

● 「変数」の種類を学習することがなぜ重要？

変数の種類を理解することがなぜ重要か？　それは，**変数の種類によって，用いる検定法が異なる**からです。

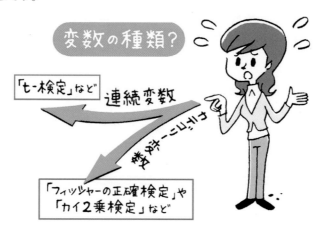

例えば，「t 検定」という検定法には「連続変数」しか用いることができません。一方，「フィッシャーの正確検定」や「カイ2乗検定（χ^2検定）」にはカテゴリー変数しか用いることができません。個々の検定法については，後程説明しますので，ここでは分からなくても問題ありません。

●「連続変数」の具体例

　次に，「変数」について具体例を挙げて解説します（**表 1-1**）。

表 1-1　「変数」の種類と具体例

❶連続変数
「身長（cm）」「体重（kg）」「血圧（mmHg）」「血糖（mg/dL）」など

❷名義変数
「《男性》《女性》」「高血圧の《あり》《なし》」「ABO 式血液型の《A 型》《B 型》《AB 型》《O 型》」など

❸順序変数
「尿蛋白の《−》《±》《＋》《2＋》《3＋》」「数学の《好き》《どちらでもない》《嫌い》」など

　「連続変数」は連続した数値で表現できる変数です。例えば，身長は「165 cm，168 cm，170 cm，176 cm……」といったように数値で表現でき，その数値により身長の「高い」「低い」を評価できます。同様に，体重も「56 kg，60 kg，63 kg，70 kg……」と連続した数値で表現でき，その数値により体重の「重い」「軽い」を評価できるため，「連続変数」となります。

　健康診断や医療機関で行う血液検査は，多くの検査結果が「連続変数」で表現されています。

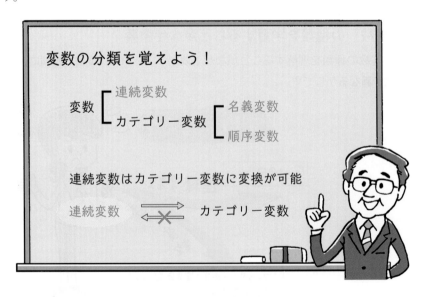

●「カテゴリー変数」の具体例

名義変数

　「名義変数」は数字に表せない変数です。例えば，性別，ABO 式血液型などです。また，高血圧の有無，糖尿病の有無など，多くの「名義変数」があります。

　ここで重要なのは「名義変数」の定義を明確にすることです。例えば，《糖尿病あり》は「HbA1c 値が 6.5％以上」，《糖尿病なし》は「HbA1c 値が 6.5％未満」のように，客観的な定義を用いることが重要です。この例の場合には，「日本糖尿病学会の診断基準を参考に HbA1c 値が 6.5％以上を《糖尿病あり》と定義する」と記載できます。

　HbA1c 値や血糖値などの検査値がない場合には，「糖尿病の治療を受けている群」と「それ以外の群」の 2 つのカテゴリーに分けることも可能です。しかし，この場合には客観性が乏しい（「それ以外の群」にも糖尿病患者がいる可能性がある）ので，そのような調査結果や研究は「学術誌」には掲載してもらえない可能性があります。

　一般的には，「国際的な診断基準」「わが国の診断基準」「専門の学術学会の診断基準」などに準じて閾値*（境界の値）を設定します。医学的，理論的に説明できない任意の値で区切ることは許されませんので，くれぐれも注意してください！

順序変数

　「順序変数」は数値ではないが順序を伴っている変数です。「名義変数」に似ていますが，順序が伴う点が異なります。「名義変数」の場合には，変数の順序を入れ替えても問題はありません。例えば，「《男性》《女性》」を「《女性》《男性》」に変えても影響ありません。一方，「順序変数」は一定の順序に並んでおり，その順序が意味を持ち，順序を入れ替えることはできません。

　例えば，尿蛋白は少ない順に「《－》《±》《＋》《2＋》《3＋》」あるいは多い順に「《3＋》《2＋》《＋》《±》《－》」に並べることは可能ですが，「《3＋》《－》《2＋》《±》《＋》」のように並べることは意味を成しません。数学の好き嫌いも，「《好き》《どちらでもない》《嫌い》」か，その逆の順序に並べるのが自然であり，「《どちらでもない》《好き》《嫌い》」の順序に並べると不自然です。

　なぜ順序が重要なのか？　これに疑問を持った方もいると思います。しかし，ここでは深入りしません。学習を進めていけば自然に分かります。

●「連続変数」は「カテゴリー変数」に変換が可能

　同じ検査項目でも，「連続変数」は「カテゴリー変数」で表すことが可能です。HbA1c 値は「5.5％，5.7％，6.1％，6.7％……」のように「連続変数」ですが，この「連続変数」をある「閾値」で区切り，《糖尿病あり》と《糖尿病なし》の「カテゴリー変数」（名義変数）に変換できます。

---

*　ここでは，「連続変数」を「カテゴリー変数」に変換するときに「境界」となる値。例えば，HbA1c の値を「6.5％以上」と「6.5％未満」で区切るとき，閾値は「6.5％」です。

例えば，日本糖尿病学会の診断基準に準拠し，HbA1c値6.5％以上を《糖尿病あり》，HbA1c値6.5％未満を《糖尿病なし》と定義すれば，《糖尿病あり》と《糖尿病なし》は「カテゴリー変数」（名義変数）になります。さらに，HbA1c値5.9％以下を《正常》，6.0〜6.4％を《境界型》，6.5％以上を《糖尿病》と定義すれば，連続変数（HbA1c値）を3つのカテゴリーに分けることができ，この場合は《正常》《境界型》《糖尿病》という順序がありますので，「カテゴリー変数」（順序変数）になります。

一方，「カテゴリー変数」を「連続変数」に変換することは，一般には不可能です。例えば，《肺がんあり》と《肺がんなし》の「カテゴリー変数」を「連続変数」に変換することはできません。

この理由により，健診や疫学調査では，可能であれば「連続変数」でデータを採取しておいた方が得策です。『連続変数』を用いる検定法」はもちろん，「連続変数」を「カテゴリー変数」に変換すれば，『カテゴリー変数』を用いる検定法」も使用可能だからです。健診や疫学調査で「カテゴリー変数」しか収集していないと，『連続変数』を用いる検定法」を使用することはできません。

● 問題を解いて「変数」を理解しよう

それではここで，「変数」の理解を確実なものにするため，次の**練習問題 1-2** を解いてみましょう。

■ 練習問題 1-2

男性の腹囲の大きさと運動習慣の関係を明らかにするため，A地区の40歳以上の男性住民600人の腹囲と運動習慣について調査しました。腹囲（cm）は臍レベルで測定し，運動習慣は「1回30分以上の軽く汗をかく程度の運動を，週2日以上かつ1年以上実施している」とき，「運動習慣あり」と定義しました。

問1：「変数」を具体的に挙げ，「変数の種類」を述べてください。

問2：もし，「連続変数」があれば，それを「カテゴリー変数」に変換してください。その場合の閾値設定の理論的根拠も示してください。

問 1

「変数」は「腹囲」と「運動習慣」の2つです。

「腹囲」は，「cm」と記載されているので「連続変数」です。

「運動習慣」は「1回30分以上の軽く汗をかく程度の運動を，週2日以上かつ1年以上実施している」とき「運動習慣あり」と定義されているので，それに該当しない場合には「運動習慣なし」と評価します。従って，「運動習慣」は《運動習慣あり》と《運動習慣なし》の「カテゴリー変数」（名義変数）です。

問 2

　「腹囲」は「連続変数」ですので，「カテゴリー変数」に変換が可能です。問題は「閾値をどこにするか」です。

　わが国の特定健康診査の基準では，成人男性の腹囲が 85 cm 以上のとき，「腹部肥満あり」と評価されます。従って，腹囲 85 cm 以上を《腹部肥満あり》，腹囲 85 cm 未満を《腹部肥満なし》と「カテゴリー変数」（名義変数）で表記することが可能です。

　もちろん，明確な根拠があれば，他の閾値で区切ることも可能です。しかし，その場合には，その閾値の妥当性・理論的根拠を示す必要があります。前述のように，一般的には，「国際的な診断基準」「わが国の診断基準」「専門の学術学会の診断基準」など，世の中に広く認められている基準に従って閾値を設定します。

　ここまでで「p 値」と「変数」について学習しました。これで統計解析を行う下準備はできました。やりましたね！　ここまで来れば大丈夫です。「p 値」と「変数」を理解したあなたにとっては，「実際の統計解析」は簡単に理解でき，実践できます。楽しみにしてください。

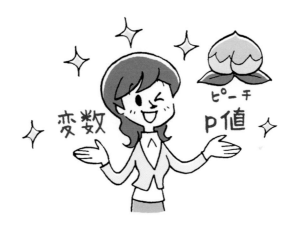

第 **2** 章

名義変数の解析

前章で「変数」の種類について勉強しました。そして，「変数」の種類によって，用いる統計解析の手法が異なることも勉強しました。

　ここからは，いよいよ実際の統計解析を行います。

名義変数の解析

　まずは，名義変数の解析を行ってみたいと思います。名義変数の解析には，「カイ2乗検定」や「フィッシャーの正確検定」（Fisher's exact test）を用います。

　パソコンや統計ソフトが普及する以前は，手計算で算出可能な「カイ2乗検定」しか使用できませんでした。しかし，「カイ2乗検定」で算出された値は近似値とのことですし，また，症例数や対象者数が少ない場合には「カイ2乗検定」を用いることはできないとされています。従って，パソコンや統計ソフトが普及している現在では「フィッシャーの正確検定」を用いることをお勧めします。

　名義変数の検定法を習得すれば，保健医療統計データのほとんどは解析可能と言っても過言ではありません。なぜなら，第1章で学んだように連続変数は名義変数に変換できるからです。

> **ポイント**
>
> ① 名義変数の解析は「フィッシャーの正確検定」を用いる
> ② この検定法を習得すれば，保健医療統計データのほとんどは解析可能

2群（名義変数）

フィッシャーの正確検定

　まずは，**練習問題 2-1** を解いて解析手順について理解しましょう。

■ 練習問題 2-1

　肺がん患者100人と非肺がん患者200人の喫煙歴を調査しました。その結果，肺がん患者100人のうち喫煙者は60人（60％），非肺がん患者200人のうち喫煙者は80人（40％）でした。

　非肺がん患者に比べて，肺がん患者の喫煙率は有意に高いと言ってよいでしょうか？

　《肺がんあり》《肺がんなし》および《喫煙歴あり》《喫煙歴なし》は「名義変数」です。名義変数の解析ですので，「フィッシャーの正確検定」を用います。

　変数を表にまとめると，**表 2-1** のようになります。この表は2行（《肺がんあり》《肺がんなし》）と2列（《喫煙歴あり》《喫煙歴なし》）で構成されているので，**2×2分割表**と呼びます。

表 2-1　肺がんと喫煙

| | | 喫煙 | | |
		あり	なし	計
肺がん	あり	60	40	100
	なし	80	120	200
	計	140	160	300

　なお，「列」と「行」を混同することが時々ありますが，**図 2-1** のように覚えると忘れません。

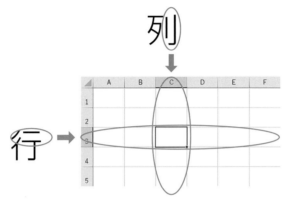

図 2-1　行と列の覚え方

名義変数の解析には，最初に分割表を作成する。

解析方法 1：インターネットを利用

　最も簡便な方法はインターネットにアップロードされている統計ソフトを使用することです。

　例えば，Yahoo! や Google で「2×2 分割表解析」と検索（もしくは「www.grade-jpn.com/2x2.html」と検索）すると**図 2-2** の画面のページを見ることができます。これを用いて，フィッシャーの正確検定を行うことができます。

観測された2x2分割表

*	アウトカム有り	アウトカム無し	合計
危険因子あり or 診断検査が陽性	= a	= b	= r1
危険因子なし or 診断検査が陰性	= c	= d	= r2
合計	= c1	= c2	= t

信頼レベル：95 ％　　数を入力

Compute

図 2-2　インターネットを利用（2×2 分割表，練習問題 2-1）

17

「2×2分割表解析」の記入欄に数字を入れると，「合計」は自動的に計算されます（**図2-3**）。左列の「危険因子あり（なし）or 診断検査陽性（陰性）」や上行の「アウトカム有り（無し）」の文言は無視して結構です。その代わりに，**表2-1**の左列の「《肺がんあり》《肺がんなし》」と上行の「《喫煙歴あり》《喫煙歴なし》」を覚えておいてください。

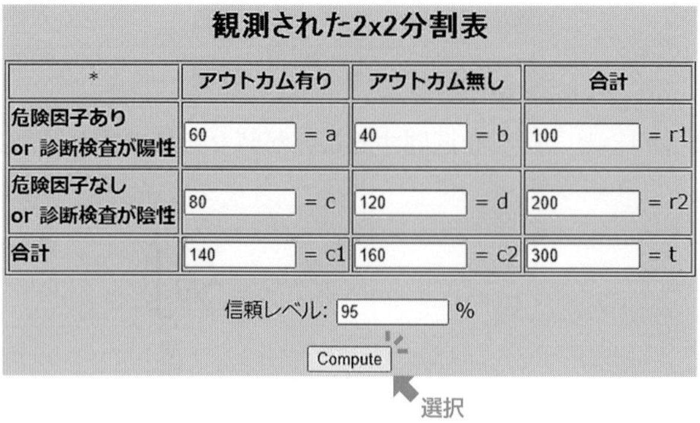

観測された2x2分割表

*	アウトカム有り	アウトカム無し	合計
危険因子あり or 診断検査が陽性	60 = a	40 = b	100 = r1
危険因子なし or 診断検査が陰性	80 = c	120 = d	200 = r2
合計	140 = c1	160 = c2	300 = t

信頼レベル: 95 %

Compute

選択

図2-3　インターネットを利用（2×2分割表に数値入力，練習問題2-1）

そして，「Compute」をクリックすると，右列にp値（p-value）が「0.001」と表示されます（**図2-4**）。

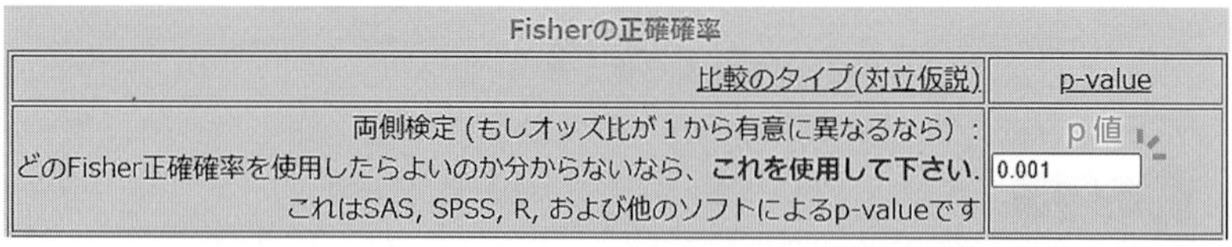

Fisherの正確確率		
比較のタイプ(対立仮説)		p-value
両側検定（もしオッズ比が1から有意に異なるなら）：どのFisher正確確率を使用したらよいのか分からないなら，**これを使用して下さい。**これはSAS, SPSS, R, および他のソフトによるp-valueです		p値　0.001

図2-4　インターネットを利用（フィッシャーの正確検定，練習問題2-1）

「p＝0.001」は0.05未満（p＜0.05）ですので，「**肺がん患者は，非肺がん患者に比べて，有意に喫煙率が高い（p＝0.001）**」と結論できます。

解析方法2：EZRを利用

最も推奨できるのは，統計ソフト「EZR」を使用する方法です。この統計ソフトの使用法は簡単であり，これに慣れておけば，今回の初歩的な統計解析だけでなく，将来，より高度な統計解析をしたいときにも大いに役立ちます。

EZRはインターネットから無料でダウンロードでき，個人のパソコンにも職場のパソコンにもインストールできます。また，**EZRは世界的に信頼された統計ソフト**であり，国際学術論文でも「本研究の統計解析はEZRを用いて行った」と記載すれば，用いた統計ソフトについてはクレームがつきません。なお，「SPSS」や「SAS」も国際的に評価の高い統計ソフトですが，インストールに高額な費用が必要になります。

EZRのインストール方法については，**コラム2**に示しましたのでそちらをご参照ください。

「EZR」をインストールしよう

　Yahoo! や Google で「EZR」と検索し，「自治医科大学附属さいたま医療センター血液科＞統計ソフト EZR」のページ（**図ⅰ**）を開いてください。

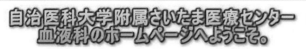

図ⅰ　「自治医科大学附属さいたま医療センター血液科＞統計ソフト EZR」のページ
www.jichi.ac.jp/saitama-sct/SaitamaHP.files/statmed.html

図ⅱ　「Windows 版のインストール」のページ

　ほとんどの方は Windows のパソコンを使用していると思いますので，ここでは Windows のパソコンへのダウンロードの方法について述べます。

図 i のページの画面左側「ダウンロード（Windows 標準版）」を選択してください（Mac のパソコンをご使用の方はその下を選択）。そうすると，図 ii（前頁）の画面が現れます。この画面の「Windows 版はここをクリックしてダウンロードしてください」を選択し，画面に従って操作を進めると EZR がダウンロードされ，デスクトップにアイコンが表示されます（図 iii）。これで，EZR がインストールされました。

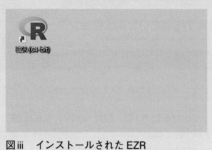

図 iii　インストールされた EZR

それでは，インストールされた EZR を使用して「フィッシャーの正確検定」を行う方法を解説します。

まず，EZR を起動します。EZR を立ち上げると，「R コマンダー」と「R Console」の 2 つの画面が現れます。このうちの「R コマンダー」画面から，以下の順に選択します（図 2-5）。

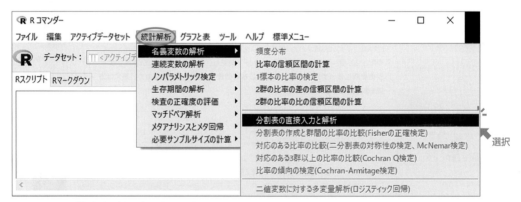

図 2-5　EZR（検定法選択，練習問題 2-1）

Rコマンダー タブ　統計解析 ＞ 名義変数の解析 ＞ 分割表の直接入力と解析

すると，図 2-6 の画面が現れます。この空欄の分割表に，表 2-1 の数値を入力（図 2-7）し，「OK」とすると，「R コマンダー」の「出力」画面の下端に，解析の結果として青字で p 値が表示されます（図 2-8）。

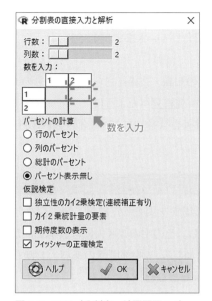

図 2-6　EZR（分割表，練習問題 2-1）

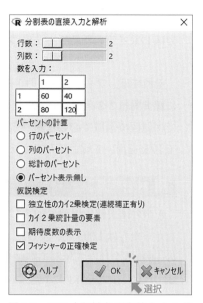

図 2-7　EZR（分割表の直接入力と解析，練習問題 2-1）

```
出力
> colnames(summary.table)[length(.Table[1,])+1] <- gettextRcmdr( "Fisher.p.value")

> summary.table
  X1  X2 Fisher検定のP値
1 60  40         0.00137
2 80 120                         p値
```

図 2-8　EZR（結果，練習問題 2-1）

p 値は「0.00137」と算出され，0.05 未満（p＜0.05）ですので，「**肺がん患者は，非肺がん患者に比べて，有意に喫煙率が高い（p＝0.00137）**」と結論できます。

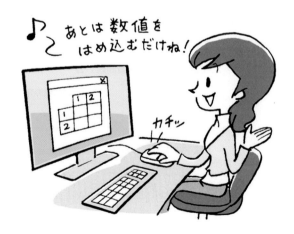

EZR は多くの操作がマウス操作でできるため，直感的に理解しやすく，極めて簡便です。さらに，初歩から高度な解析まで行うことができ，学術的にも信頼性を備えたソフトであることから，最も推奨できる解析方法です。また，市販の統計解析ソフトは一般に高

価ですが，EZR は誰でも無料で使用できる点も大きな利点です。従って，ここからの学習では EZR を用いた解析方法について紹介していきます。

それでは，フィッシャーの正確検定の知識・技術をさらに確かなものにするため，さらに**練習問題 2-2** を解いていただきます。先に述べたように，フィッシャーの正確検定だけで保健医療領域で必要な統計解析の多くが実施可能です。何も参考にせず，ご自身の力で EZR を用いて解いてみてください。

■ 練習問題 2-2

　A 市の国民健康保険に加入している男性を調査した結果，糖尿病などの生活習慣病がなかった方は 1,095 人いました。しかし，その中の 398 人には腹部肥満がありました。この 1,095 人全員を 5 年間追跡調査したところ，「腹部肥満のある人」から 26 人，「腹部肥満のない人」から 13 人が糖尿病を発症しました。

　このデータから，腹部肥満は，その後 5 年間の糖尿病発症のリスクと言えますか？

　なお，わが国の特定健康診査および日本肥満学会の診断基準に準拠し，男性の腹囲（臍レベル）が 85 cm 以上のとき，「腹部肥満あり」と評価しました。糖尿病の診断基準は日本糖尿病学会の基準に準拠し，HbA1c≧6.5% としました。

検定法選択

　「《腹部肥満あり》《腹部肥満なし》」「《糖尿病あり》《糖尿病なし》」は共に名義変数ですので，「フィッシャーの正確検定」を用います。

分割表作成

　まず，**表 2-2** のように 2×2 分割表を作成します。なお，「腹部肥満」と「糖尿病」の位置は逆でも構いません。これについては，**コラム 3** で解説します。

表 2-2　EZR（分割表，練習問題 2-2）

		糖尿病の発症			
		あり	なし	計	
腹部肥満	あり	26	372	398	①
	なし	13	684	697	②
	計	39	1056	1095	

　《腹部肥満あり》は 398 人です。腹部肥満ありから糖尿病発症は 26 人（6.5%）ですので，腹部肥満ありから糖尿病を発症しなかった人は 372 人（＝398−26）です（**表 2-2** の①）。

　《腹部肥満なし》は 697 人（＝1095−398）です。腹部肥満なしから糖尿病発症は 13 人

（1.9％）ですので，腹部肥満なしから糖尿病を発症しなかった人は 684 人（＝697－13）
です（**表 2-2** の ②）。

解析

　これを EZR を用いて解析します。EZR を立ち上げ，以下の順に選択します。

Ⓡコマンダー タブ 統計解析 ＞ 名義変数の解析 ＞ 分割表の直接入力と解析

　次に現れる画面の空欄の 2×2 分割表に数字を入れ，「OK」とします（**図 2-9**）。

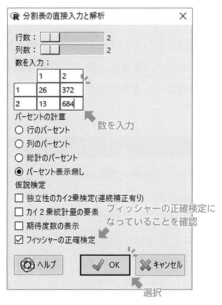

図 2-9　EZR（分割表の直接入力と解析，
練習問題 2-2)

　すると，Ｒコマンダーの出力欄に結果が表示されます（**図 2-10**）。p 値は「0.000122」
ですので，有意基準である p＜0.05 を満たします。

```
> colnames(summary.table)[length(.Table[1,])+1] <- gettextRcmdr( "Fisher.p.value")
>
> summary.table
  X1  X2 Fisher検定のP値
1 26 372          0.000122
2 13 684          p 値
```

図 2-10　EZR（結果，練習問題 2-2)

結論

　従って，「腹部肥満のある人は，腹部肥満のない人に比較して，5 年間の糖尿病の発症は有
意に多い（p＝0.000122)」と結論できます。

　この練習問題に記載されている情報だけを用いて統計解析をすると，前述の結論が得られます。しかし，よく考えてみてください。糖尿病は年齢が高くなるにつれて発症率が高くなります。従って，もし「腹部肥満のない」群に比べ，「腹部肥満のある」群の平均年齢が有意に高ければ，今回の解析で糖尿病の発症率に有意差が出たのは，両群間の「年齢差」による可能性も否定できません。

　このような場合，両群間の年齢を調整して解析する必要があります。その方法については，いずれ解説します（p.66）。ここでは，頭の片隅に入れておいていただければ結構です。

　もう一題，練習問題をやってみましょう。この**練習問題 2-3** は私が家族と一緒にとあるテーマパークに遊びに行ったときに，空いた時間を利用して実際に私が現場で調査した結果を提示します（調査と言えるものかどうかは分かりませんが）。

練習問題 2-3

　とあるテーマパークの利用者の男女差を調査するため，ある平日の日中 12 時 10 分〜12 時 20 分までの 10 分間に退出ゲートを通って退場する人を調べました。その結果，成人男性は 13 人，成人女性は 35 人，小児は 9 人でした。

問 1：退場した人数に有意な男女差はありますか？

問 2：また，このデータを使ってテーマパークの利用者全体の男女差を推測することには無理があります。それをこの調査の限界（limitations）と呼びます。本調査の限界を列挙してください。

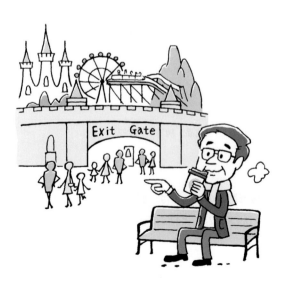

検定法選択

　まず，小児は外見上，性別が明らかでない場合もありますので，調査対象に入れません。この例では，《実際に得られた人数》と《男女比が等しい状態の人数》について，《男性》《女性》の人数差を検討していきます。これらは共に名義変数ですので，「フィッシャーの正確検定」を用います。《男女比が等しい状態の人数》とはどういうことでしょうか？　2×2 分割表を作成しながら見ていきましょう。

分割表作成

　《男性》は 13 人，《女性》は 35 人ですので，**表 2-3** の ① のようになります。

　問題は**表 2-3** の ② に入れる数字です。**もし，男女の割合が等しければ，合計人数が 48 人（＝13＋35）ですので，《男性》も《女性》も各 24 人になるはずです。**従って，「実際に得られた人数（《男性》13 人，《女性》35 人）」を「男女比が等しいと仮定したときの人数（《男性》24 人，《女性》24 人）」と比較し，両者に統計学的に有意な差があるかどうかを検定します。

表 2-3　EZR（分割表，練習問題 2-3）

		実際に得られた人数	男女比が等しいと仮定したときの人数
性別	男性	13 ①	24 ②
	女性	35	24
	計	48	48

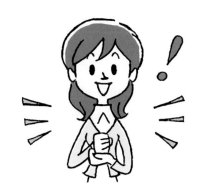

解析

　これを EZR を用いて解析します。EZR を立ち上げ，以下の順に選択します。

Rコマンダー タブ　統計解析 ＞ 名義変数の解析 ＞ 分割表の直接入力と解析

　このお決まりの操作を行うと，**図 2-11** の「分割表の直接入力と解析」画面が表示されます。「OK」とすると，R コマンダーの出力欄に結果が表示されます（**図 2-12**）。

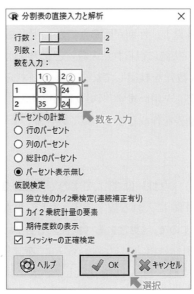

図 2-11　EZR（分割表の直接入力と解析，練習問題 2-3）

```
> colnames(summary.table)[length(.Table[1,])+1] <- gettextRcmdr( "Fisher.p.value")
> summary.table
  X1 X2 Fisher検定のP値
1 13 24          0.0353
2 35 24          p値
```

図 2-12　EZR（結果，練習問題 2-3）

「p＝0.0353」が得られ，これは p＜0.05 ですので，両者間には有意な違いがあると評価できます。

結論

従って，「**ある日の日中 12 時 10 分〜12 時 20 分までの 10 分間にとあるテーマパークの退出ゲートを通って退場した人は，成人男性に比べて，成人女性が有意に多い（p＝0.035）**」と結論できます。

次に**問 2** の調査結果から全体像を推測することの限界を考察します。この調査は，「ある平日の昼時の 10 分間」に採取したデータです。それも，1 回の調査です。この結果から「テーマパークの利用者全体の男女差」を推測することには限界があります。考えられる限界を以下に列挙します。

・平日でなく休日に調査すれば，結果が異なる可能性
・昼時の 10 分間でなく別の時間帯に調査を行えば，結果が異なる可能性
・調査の時期（季節）を変えれば，結果が異なる可能性
・別のゲートで調査を行えば，結果が異なる可能性
・複数回の調査を行えば，結果が異なる可能性
・小児を含めて聞き取りを行えば，結果が異なる可能性　など

> **ひとこと　正しい情報提供には「調査の限界」の考察が不可欠**
>
> 　学術論文では，「調査の結果，明らかになったこと」を明記・強調することはもちろんですが，「調査の限界（limitations）」についても考察して言及しないと，学術誌には採択されません。住民に正しい情報を提供し，正しい解釈を促すためには，そして何よりも誤解を与えないためには，行政機関の調査報告書にも「調査の結果，明らかになったこと」だけでなく，「調査の限界」を付記するようにしましょう。
>
> 　そのような誠実な姿勢（ある意味，当たり前の姿勢）で仕事をすることが，住民から信頼される行政になるための最低条件であることは間違いないと思います（2019年1月にマスコミを賑わした厚生労働省の不適切統計事件から思うこと）。

コラム 3　後ろ向き調査（研究）と前向き調査（研究）

　調査（研究）手法には，大きく分けると，「後ろ向き調査（研究）」と「前向き調査（研究）」があります（図 i ）。

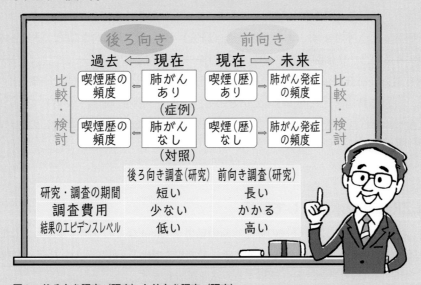

図 i　後ろ向き調査（研究）と前向き調査（研究）

　図 i の左に示すように，**後ろ向き調査（研究）**というのは，現在から過去にさかのぼって調査します。例えば，「肺がん」と「喫煙」との関連を調査する場合，後ろ向き調査（研究）では，現在の肺がんの有無を調査し，《肺がんあり》群と《肺がんなし》群の喫煙歴を過去にさかのぼって調査します。そして，両群間で喫煙歴の頻度に有意な差があるかどうかを検定します。

　このような調査（研究）を「症例・対照研究（case-control study）」とも呼び（本例では，《肺がんあり》が「症例」，《肺がんなし》が「対照」），後ろ向き調査（研究）の代表です。なお，「過去にさかのぼって調査する」ことを「後ろ向き」と表現します。

このような後ろ向き調査（研究）を2×2分割表にする場合，私は図iiの2×2分割表を作っています。こうすると，調査の順序（肺がんの有無の調査→喫煙歴の調査）が一目で分かるからです。しかし，ルールはないようで，肺がんと喫煙の位置を逆にしても検定結果に違いはありません。試しにやってみてください。

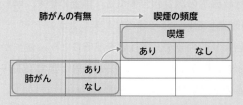

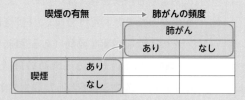

図ii　後ろ向き研究（調査）を2×2分割表にする場合

図iii　前向き研究（調査）を2×2分割表にする場合

一方，図iの右に示すように，**前向き調査（研究）**では，対象者の現在の喫煙（あるいは喫煙歴）の有無を調査し，**未来に向かって追跡調査**し，ある時点（例えば，5年後とか10年後）までの肺がん発症の頻度を《喫煙》群と《非喫煙》群で比較・検討します。「未来に向かって調査する」ことを「前向き」と表現します。また，このような調査（研究）を「前向きコホート研究」とも呼びます。後ろ向き調査（研究）と同様に，前向き調査（研究）を2×2分割表にする場合，私は**図iii**の2×2分割表を作っています。

前向き調査（研究）に比較して，後ろ向き調査（研究）は，① 短時間で結果を出すことができ，② 調査費用も比較的少なくて済むので，後ろ向き調査（研究）が好んで用いられます。しかし，得られた結果のエビデンスレベルは，一般に前向き調査（研究）の方が高いとされています（**図i**の下）。

● EZR にインポートして解析

多くの自治体では，住民の健康診断の結果を Excel などのファイルに入力して，それを基にグラフや表を作成しています。そこで，ここでは Excel に入力したデータを EZR にインポート（取り込み）し，解析する方法を解説します。

まずは，以下の**練習問題 2-4** を用いて説明します。

■ **練習問題 2-4**

ある老人ホームの入居者 20 人に「運動習慣の有無」と「糖尿病の有無」を調査し，**Excel 01** に示す結果を得ました。

運動習慣と糖尿病には有意な関連はありますか？

	A	B	C
1	ID	運動習慣	糖尿病
2	1	あり	なし
3	2	あり	あり
4	3	なし	あり
5	4	あり	なし
6	5	なし	なし
7	6	あり	あり
8	7	なし	なし
9	8	あり	なし
10	9	なし	あり
11	10	なし	なし
12	11	なし	あり

Excel 01　運動習慣と糖尿病

※本書で使用する Excel ファイルは以下の URL
から取得できます。
www.igaku-shoin.co.jp/book/detail/108763

検定法選択

「《運動習慣あり》《運動習慣なし》」「《糖尿病あり》《糖尿病なし》」は共に名義変数ですので，「フィッシャーの正確検定」を用います。

インポート

これまでの練習問題のように調査対象者が少数であれば，調査結果を用いて手作業で「2×2 分割表」を作成し，フィッシャーの正確検定を行うことができます。しかし，自治体で扱う住民健診の人数は数千人から数万人になることもあるので，それを手作業で集計し 2×2 分割表を作成するには相当な手間と時間がかかります。

EZR では Excel データを直接インポートすることができますので，この例では Excel データを EZR にインポートしてフィッシャーの正確検定を行ってみましょう。

① Excel のデータが記載されている範囲を「選択」し「コピー」します（Excel で広範囲のデータを選択するときのコツについては**コラム 4**〔p.33〕を参照）。

② 立ち上げた EZR の R コマンダーから，以下の順に選択します（**図 2-13**）。

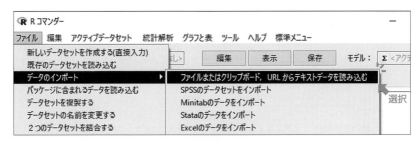

図 2-13　EZR（インポート方法を選択，練習問題 2-4）

③ 次に現れる画面で「クリップボード」と「タブ」を選択し，「データセット名を入力」
に任意のデータセット名を入力します。本例では「Dataset_運動習慣_糖尿病」と入力
しました（**図2-14**）。そして，「OK」とします。これで，ExcelデータはEZRにイン
ポートされました*。

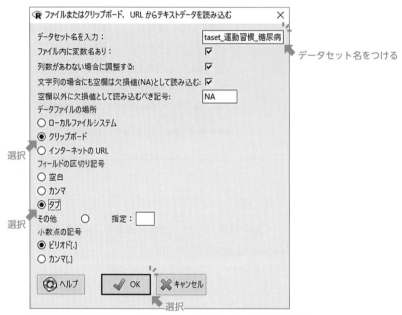

図2-14　EZR（クリップボードからインポート，練習問題2-4）

④ Rコマンダーのデータセット欄に「Dataset_運動習慣_糖尿病」と表示されていること
を確認してください。もし，別のデータセット名が表示されていたら，その名前をク
リックすると，データセット名が一覧できますので，目的のデータセット名を選択して
ください（**図2-15**）。

図2-15　EZR（データセット名を確認，練習問題2-4）

---

* macOS，一部のWindowsで全角文字を含むExcelファイルをインポートできない場合があります。その場合はアルファベッ
トを用いてください（例：「Dataset_Undosyukan_Tonyobyo」）。詳しくは「フリー統計ソフトEZR」のwebサイトをご確認
ください。

　これで，Excel データは EZR にインポートされました。念のため，確実にインポートされたことを確認します。R コマンダーから，以下の順に選択します。

Rコマンダー タブ アクティブデータセット ＞ 変数の操作 ＞ データセット内の変数を一覧する

　すると，R コマンダーの出力欄にデータセット内の変数が表示され，インポートされていることを確認できます（**図 2-16**）。

```
> #####データセット内の変数を一覧する#####
> str(Dataset_運動習慣_糖尿病)
'data.frame': 20 obs. of 3 variables:
$ ID     : int  1 2 3 4 5 6 7 8 9 10 ...
$ 運動習慣: Factor w/ 2 levels "あり","なし": 1 1 2 1 2 1 2 1 2 2 ...
$ 糖尿病  : Factor w/ 2 levels "あり","なし": 2 1 1 2 2 1 2 2 1 2 ...
```

図 2-16　EZR（クリップボードからインポート，練習問題 2-4）
※「int」は整数，「Factor」は名義変数を意味します。連続変数をインポートした場合には，変数の列に実数を意味する「num」が表示されます。

　次に，これを用いてフィッシャーの正確検定を行います。

解析

　インポートしたデータを EZR を用いて解析します。R コマンダーから，以下の順に選択します（**図 2-17**）。

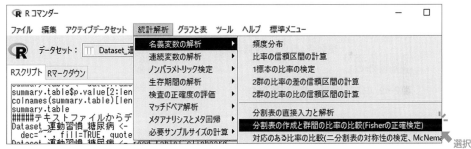

図 2-17　EZR（検定法選択，練習問題 2-4）

Rコマンダー タブ 統計解析 ＞ 名義変数の解析 ＞ 分割表の作成と群間の比率の比較（Fisher の正確検定）

　次に現れる画面の「行の選択（1つ以上選択）」欄から 運動習慣 を，「列の変数（1つ選択）」欄から 糖尿病 を選んで，「OK」とします（**図 2-18**，行と列の選択を逆にしても p 値は同じになります）。

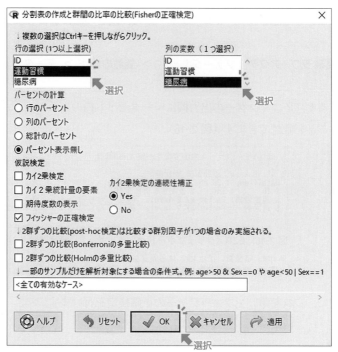

図 2-18 EZR（分割表の作成と群間の比率の比較，練習問題 2-4）

すると，R コマンダーの出力欄に結果が表示されます（**図 2-19**）。

```
> Fisher.summary.table
             糖尿病=あり  糖尿病=なし  Fisher検定のP値
運動習慣=あり       3           7              0.37
運動習慣=なし       6           4           p値
```

図 2-19 EZR（結果，練習問題 2-4）

結論

　本例の場合には，「p = 0.37」であったため，「**この集団では運動習慣の有無と糖尿病の有無には有意な関連は認められなかった（p = 0.37）**」と結論できます。

ひとこと　結果の解釈に注意

　p 値が 0.05 以上のとき，「有意な関連は認められなかった」と言えますが，「関連がない」とは言えません。正確に言うと，「関連があるかないかは不明」です（おさらい ▶ p.6）。

⬡コラム 4　知っておきたい Excel 基礎知識

● Excel で広範囲のデータを選択するときのコツ

　Excel に収める対象者の数が数十例であれば，マウスを用いてその範囲をドラッグして選択すれば OK です。しかし，自治体で扱うデータは数千例から数万例に及ぶこともあります。そのような膨大なデータをパソコン画面上でドラッグするのは大変です。そんなときは，**図i**に示す操作を行うと，簡単にデータを選択できます。

①選択したい範囲の左上のセル（ここでは A1）をクリック

	A	B	C	D	E	F
1	対象者ID	年齢	性別	身長(cm)	体重(kg)	HbA1c(%)
2	Y01	67	F	153	58	5.2
3	Y02	70	F	160	62	5.6
4	Y03	45	M	168	70	7.2
5	Y04	80	F	165	65	5.1
6	Y05	62	M	176	74	5.5
7	Y06	78	M	170	68	6.8

②選択したい範囲の右下のセル（ここでは F7）を[Shift]キーを押しながらクリック

範囲が選択できる

	A	B	C	D	E	F
1	対象者ID	年齢	性別	身長(cm)	体重(kg)	HbA1c(%)
2	Y01	67	F	153	58	5.2
3	Y02	70	F	160	62	5.6
4	Y03	45	M	168	70	7.2
5	Y04	80	F	165	65	5.1
6	Y05	62	M	176	74	5.5
7	Y06	78	M	170	68	6.8

図i　［Shift］キーを使った範囲選択

● Excel にデータを入力する作法

　Excel にデータを入力し，表を作成するときの作法についてもここで少し解説しておきます。Excel にデータを入力する際は，**図ii**に示すように，同一人物のデータは同じ行に入力します。

	A	B	C	D	E	F
1	対象者ID	年齢	性別	身長(cm)	体重(kg)	HbA1c(%)
2	Y01	67	F	153	58	5.2
3	Y02	70	F	160	62	5.6
4	Y03	45	M	168	70	7.2
5	Y04	80	F	165	65	5.1
6	Y05	62	M	176	74	5.5
7	Y06	78	M	170	68	6.8

図ii　同一人物のデータは同じ行に入力する

　例えば，**図ii**の青枠で示したように，「Y02」という ID が付与された対象者は，年齢「70」歳，性別「F」（女性），身長「160」cm，体重「62」kg，HbA1c「5.6」％です。

● EZR にインポートして解析─連続変数をカテゴリー変数に変換

　第1章の「変数って何？」で連続変数はカテゴリー変数（名義変数や順序変数）に変換が可能なことを解説しました（📖おさらい▶p.11）。つまり，**連続変数を名義変数に変換すれば，「フィッシャーの正確検定」や「カイ2乗検定」を行うことができます**。

　名義変数に変換するときに，閾値（境界の値）を設定する必要があります。この閾値の設定は任意に行ってはいけません。医学的に根拠がある閾値を設定しないと，その後の解析データが無意味なものになってしまいます。解析結果を公表する場合には，必ず閾値設定の根拠も示さなくてはなりません。絶対にしてはいけないことは，いろいろな閾値を設定して統計解析を繰り返し，最終的に有意差が出そうな閾値に決めることです。

　以前に「フィッシャーの正確検定だけで，保健医療領域で必要な統計解析のほとんどが可能」と述べました。調べるデータが，これまでの練習問題のように名義変数でも，次の**練習問題2-5**で出てくるような連続変数でも，名義変数に変換すればフィッシャーの正確検定を適用して解析することが可能です。

■ 練習問題 2-5

　先ほどと同じ老人ホームの入居者20人に「運動習慣の有無」と，今度は「HbA1c値」を調査し，**Excel 02**に示す結果を得ました。

　運動習慣とHbA1c値には有意な関連はありますか？

	A	B	C
1	ID	運動習慣	HbA1c
2	1	あり	5.2
3	2	あり	6.6
4	3	なし	6.8
5	4	あり	6.1
6	5	なし	5.1
7	6	あり	7.2
8	7	なし	5.6
9	8	あり	6.3
10	9	なし	7.4
11	10	なし	6.1
12	11	なし	6.6
13	12	なし	6.9
14	13	あり	4.8

Excel 02　運動習慣と HbA1c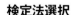

検定法選択

　この例では被験者の「《運動習慣あり》《運動習慣なし》」と「HbA1c値」が示されています。前者は名義変数ですが，後者は連続変数です。ここでは「HbA1c値」を名義変数に変換して，「フィッシャーの正確検定」を用います。

　HbA1c 値を名義変数に変換する場合は，例えば，《6.5％以上（HbA1c≧6.5）》《6.5％未満（6.5＞HbA1c）》の 2 グループ（2 分位）に分けることができます。この場合では閾値に「6.5％」を用いていますが，これは日本糖尿病学会などの専門学会や多くの医学専門誌で，糖尿病の診断基準の一つに「HbA1c 値が 6.5％以上」という項目を設けていることを根拠としたものです。

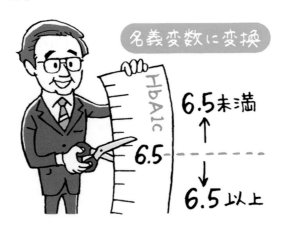

インポート・変数の操作

　さて，まず Excel 02 のデータを EZR にインポート*します。なお，データセット名は任意ですが，「Dataset_運動習慣_HbA1c」としました。

　次に，インポートした HbA1c 値を，閾値で 2 群に分けて新しい変数を設定します。以下の順に選択します（**図 2-20**）。

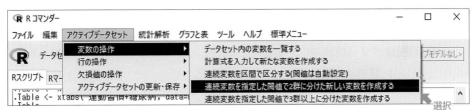

図 2-20　EZR（2 群に分けた変数を作成，練習問題 2-5）

Rコマンダー タブ `アクティブデータセット` ＞ `変数の操作` ＞ `連続変数を指定した閾値で 2 群に分けた新しい変数を作成する`

---

*　「Excel 02」は，Excel ファイルの 2 つ目のタブ（「Excel 01」の隣）にあります。
取り込みたい Excel データ範囲を「選択」し「コピー」。R コマンダータブ「ファイル」＞「データのインポート」＞「ファイルまたはクリップボード，URL からテキストデータを読み込む」を選択。新規画面で任意のデータセット名（例：「Dataset_運動習慣_HbA1c」）を入力，データファイルの場所を「クリップボード」，フィールドの区切り記号を「タブ」として「OK」。R コマンダーデータセット欄に任意のデータセット名が表示されていることを確認（もしくは選択）します（📖おさらい ▶ p.29）。

次に現れる画面の「連続変数を1つ選択」欄から HbA1c を選択し,「新しい変数名」に任意の名前（ここでは「HbA1c_2分位」）を入力します（**図2-21**）。「連続変数を分割する閾値」に，ここでは「6.5」を入力します。「閾値」で「≧（以上）」が選択されている場合には，HbA1c は6.5%以上と6.5%未満の2つのグループに2分されます。最後に，「OK」とします。

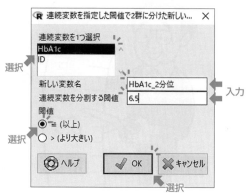

図2-21　EZR（閾値を指定，練習問題2-5）

これで，連続変数「HbA1c」は名義変数「HbA1c_2分位」（《6.5%以上》《6.5%未満》）に変換されました。

解析

この後は，これまでの練習問題と同じように，以下の順に選択します。

Ⓡコマンダー タブ 統計解析 ＞ 名義変数の解析 ＞ 分割表の作成と群間の比率の比較（Fisherの正確検定）

次に現れる画面の「行の選択（1つ以上選択）」欄で 運動習慣 ,「列の選択（1つ選択）」欄で HbA1c_2分位 を選択し,「OK」とします（**図2-22**）。そして，出力欄に結果として「p＝0.37」が算出されます（**図2-23**）。

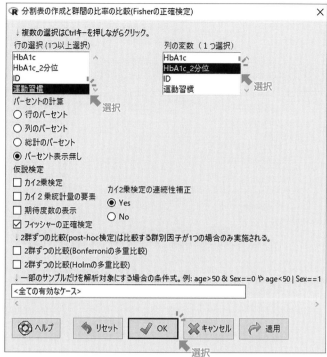

図 2-22　EZR（分割表の作成と群間の比較，練習問題 2-5）

```
> Fisher.summary.table
            HbA1c_2分位=0 HbA1c_2分位=1 Fisher検定のP値
運動習慣=あり          7            3           0.37
運動習慣=なし          4            6           p値
```

図 2-23　EZR（結果，練習問題 2-5）

結論

　この練習問題でも，有意基準を p＜0.05 と定義すると有意差はないとの結果です。

　ここでは，連続変数をカテゴリー変数（名義変数）に変換して統計解析を行いましたが，次の第3章では連続変数を統計解析する方法について解説します。健康診断などの検査データは連続変数で表示されることが多く，また，連続変数の方がカテゴリー変数よりも情報量が多いので，一般に小さな差も検出できる傾向にあります（つまり，有意になりやすい）。せっかく，ここまで勉強してきたので，ぜひ，連続変数の解析も勉強してください。

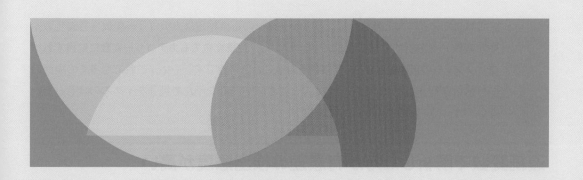

第 3 章

連続変数の解析

これまでに述べましたように，フィッシャーの正確検定はカテゴリー変数（名義変数や順序変数）を解析する統計手法です。しかし，**連続変数でもカテゴリー変数に変換すればフィッシャーの正確検定を用いて解析を行うことは可能**です。一応，これでも多くの場面の統計解析を行うことができるのですが，ここまで統計を学んで勉強をやめるのはもったいないです。その理由を以下に示します。

連続変数で解析した方が有意差の検出感度が高い

自治体や保健所は，住民の健診データを集計・評価し，それに基づいて住民の健康対策や健康行政の指針を立てることが極めて重要です。健診データには，身長（cm），体重（kg），腹囲（cm），血圧（mmHg），脈拍数（/分），空腹時血糖（mg/dL），HbA1c（%），血清の各脂質（mg/dL），肝機能，腎機能など，連続変数で表される検査項目がたくさんあります。そして何より，連続変数をカテゴリー変数に変換してから解析するよりも，**連続変数のままで解析した方が，一般に p 値が小さい値になります。換言すれば，有意差が出やすくなります。**

例えば，先ほどの**練習問題 2-5** で示した「運動習慣」と「HbA1c 値」の関係について，HbA1c 値を閾値 6.5%で 2 分位し名義変数（HbA1c≧6.5%を「糖尿病群」，HbA1c＜6.5%を「非糖尿病群」）に変換した場合には，その検定結果が「p＝0.37」（フィッシャーの正確検定）でしたが，連続変数のままで解析すると「p＝0.195」（t 検定〔後述〕）になります。両方とも p≧0.05 ですので有意差はありませんが，連続変数のままで解析した方が p 値は小さくなっています。連続変数で解析すると有意差があるのに，連続変数を名義変数に変換してから解析すると有意差が出なくなるという場合もあります。

検定法選択の分かれ道──比較群が独立するか，対応するか

連続変数の解析に当たっては，比較する集団が「独立した」2 群か，あるいは「対応する」2 群かで，選択する検定法が異なりますので，まずこれを判断します。

「独立した」とは，比較する 2 群の構成員は別の集団であるという意味です。例えば，A 群は○○町の住民，B 群は□□市の住民といったように，同じ人ではない場合です（**図3-1** の上）。

「対応する」とは，比較する 2 群の構成員が同一の場合をいいます。例えば，ある集団に一定期間，減塩指導を行い，減塩指導前の血圧と減塩指導後の血圧を比較・検討する場合，指導前と指導後は同一の人ですので，「対応する」2 群（指導前の群と指導後の群）といいます（**図3-1** の下）。

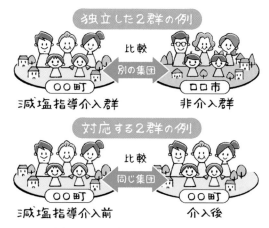

図3-1　独立した 2 群と対応する 2 群の例

　次に，この「独立した」2 群の検定法について解説していきます（「対応する」2 群の検定法については，p.56 以降で解説します）。

● 「独立した」2 群の解析

　図3-2 は，独立した 2 群間について検定法を選択するまでの流れを示したものです。図3-2 のように，独立した 2 群が連続変数の場合はその連続変数が**正規分布（後述）に従っていれば「ステューデントの t 検定」（略して，t 検定）**を行い，**正規分布でなければ「マン・ホイットニーの U 検定」（略して，U 検定）**を行います。また，順序変数の場合も「マン・ホイットニーの U 検定」を用います。

　t 検定は 2 群間の「平均値」に有意差があるかどうかを検定します。一方，**U 検定は 2 群間の「中央値」に有意差があるかどうかを検定**します。

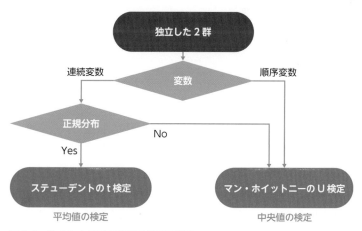

図3-2　独立した 2 群の検定法選択の流れ

　このように，データが「正規分布」しているかどうかの判断が検定法の選択に重要となってきます。そこで，次に正規分布とは何か，また，その判断方法について解説します。

検定法選択の分かれ道─比較群が正規分布するか

正規分布を理解する上で，まず平均値と中央値についておさらいしましょう。

● 平均値

平均値とは，全ての値を足して，それを個体数で割った値です。例えば，成人男性7人の身長が，それぞれ161 cm，164 cm，166 cm，170 cm，174 cm，178 cm，191 cmとしますと，7人の身長の平均値は（161＋164＋166＋170＋174＋178＋191）÷7＝172（cm）になります（**図3-3**）。

● 中央値

中央値とは，値を小さい順（あるいは大きい順）に並べて，中央に位置する値です。前述の例では，170 cmが中央（7人中4番目）に位置するので中央値。個体数が奇数であれば中央値は1つですが，もし，個体数が偶数の場合には，中央に位置する2つの値の平均値（2つの値を足して，2で割る）を中央値とします。

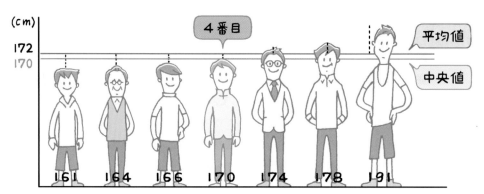

図3-3　平均値と中央値の例

● 正規分布とは？

データの分布が，平均値を頂点とした左右対称の釣鐘の形をしているとき，「このデータ（変数）は正規分布をしている」といいます（**コラム5**）。

正規分布をしているデータは，いろいろ便利な特徴があります。最もよく使用される分布の特徴は，真ん中の平均値から，標準偏差の値を足し引きした範囲に全データの約68％が含まれるという性質があります。また，「平均値±2×標準偏差」の範囲には全データの約95％，「平均値±3×標準偏差」の範囲には全データの約99.7％が含まれます。標準偏差というのはデータのバラつきの程度を示す指標で，バラつきが大きいと標準偏差は大きい値を，バラつきが小さいと小さな値を示します。

それでは次に，連続変数が正規分布しているか否かを実際にはどう判別するかについて述べます。

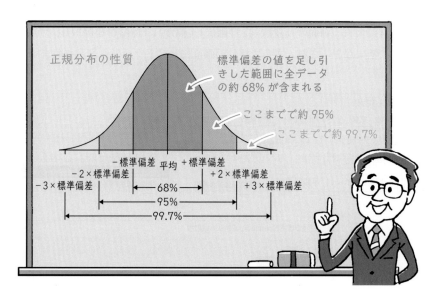

正規分布の性質

標準偏差の値を足し引きした範囲に全データの約 68% が含まれる

ここまでで約 95%

ここまでで約 99.7%

－標準偏差　平均　＋標準偏差
－2×標準偏差　　　　　＋2×標準偏差
－3×標準偏差　　　　　　　＋3×標準偏差

68%

95%

99.7%

● 正規性を検定する方法

連続変数が正規分布に従うかどうかで選択する検定法が異なってくると述べましたが，連続変数が正規分布に従うかどうかの判断について，先ほどの**練習問題 2-5** の運動習慣と HbA1c のデータ（**Excel 02**）を例に解説したいと思います。

	A	B	C
1	ID	運動習慣	HbA1c
2	1	あり	5.2
3	2	あり	6.6
4	3	なし	6.8
5	4	あり	6.1
6	5	なし	5.1
7	6	あり	7.2
8	7	なし	5.6
9	8	あり	6.3
10	9	なし	7.4
11	10	なし	6.1
12	11	なし	6.6
13	12	なし	6.9
14	13	あり	4.8

Excel 02　運動習慣と HbA1c（再掲）

正規性の検定法その 1：コルモゴロフ・スミルノフ検定

EZR を立ち上げ，前回取り込んだデータセット「Dataset_運動習慣_HbA1c」を選択して，これについて正規性を検定してみます。

R コマンダーから，以下の順に選択します。

R コマンダー タブ　統計解析　＞　連続変数の解析　＞　正規性の検定（Kolmogorov-Smirnov 検定）

次に現れる画面の「変数（1つ選択）」欄から HbA1c を選択し，「OK」とすると，出力欄に結果が表示され，さらに新しい画面にヒストグラムも表示されます（**図3-4**）。

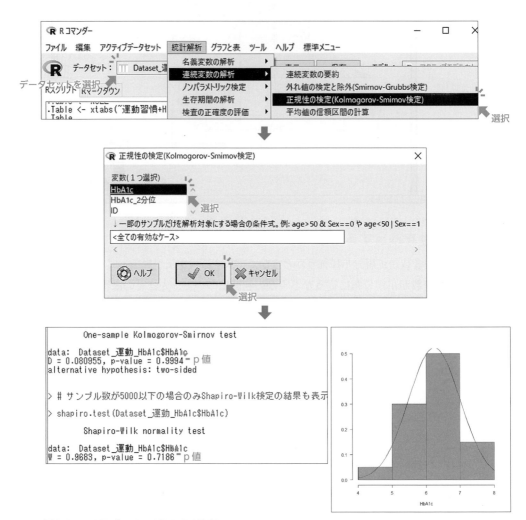

図3-4　コルモゴロフ・スミルノフ検定

検定結果にはコルモゴロフ・スミルノフ検定（Kolmogorov-Smirnov 検定）の結果と，個体数が少ない場合には，同様に正規性の検定であるシャピロ・ウィルク検定（Shapiro-Wilk normality 検定）の結果も表示されます。これらの検定は，**p＜0.05 のときには「正規分布が棄却される（つまり，正規分布ではない）」**と判断できます。逆に，p≧0.05 であるからといって，必ずしも常に「正規分布である」とは限りません。ヒストグラムを見て視覚的にも判断します。

ヒストグラムに描かれた曲線は理論的な正規分布曲線で，ヒストグラムがこの曲線に沿った形であれば，データは正規分布に従っていると判断できます。

本例の場合は，ヒストグラムの形状が正規分布曲線にほぼ沿っており，さらにコルモゴロフ・スミルノフ検定およびシャピロ・ウィルク検定でも，それぞれ「p＝0.9994」およ

び「p＝0.7186」と 1.00 に近いので，正規分布に従うと判断できそうです。

正規性の検定法その 2：QQ プロット

正規性を判断するもう一つの方法として「QQ プロット」を用いることもできます。
R コマンダーから，以下の順に選択します。

Rコマンダー タブ　グラフと表　>　QQ プロット

次に現れる画面の「変数（1 つ選択）」欄から **HbA1c** を選択，「分布」欄が「正規」であることを確認し，「OK」とすると，次に現れる画面に QQ プロットが表示されます（**図 3-5**）。

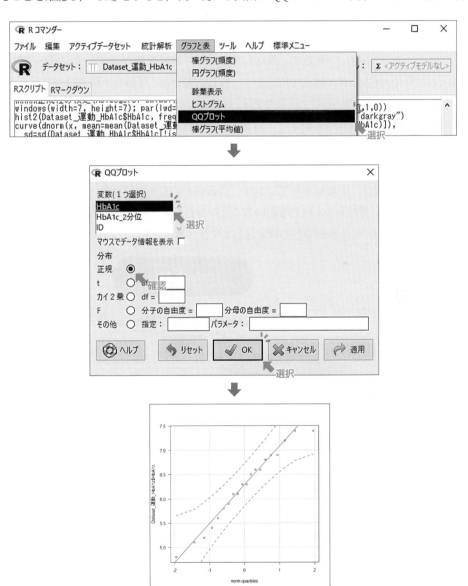

図 3-5　QQ プロット

各データがプロット（ここでは小さな白丸）で示され，それが色で示された直線にほぼ沿っていれば，このサンプルは正規分布に従っていると判断できます。

QQ プロットの結果からも，本例での HbA1c の値は正規分布に従うと判断できます。

> **ひとこと** 群間比較の場合は，各群ごとに正規性を検定
>
> ここでは正規性の検定の方法の解説が目的ですので，《運動習慣あり》群と《運動習慣なし》群に分けて各群の正規性の検定を行いませんでした。2 群間の比較をする場合には，各群につき正規性の検定を行ってください。ただし，一方の群が正規分布していないと，両群をまとめてやっても正規分布しないことが多いので，両群をまとめて正規分布していれば，ほとんどの場合，各群とも正規分布します（各群を検定する方法は，後程解説します〔p.55〕）。

この HbA1c の例では，独立した 2 群で，連続変数が正規分布に従っているので，ステューデントの t 検定を用います。もし正規分布に従わない場合は，マン・ホイットニーの U 検定を用いることになります。

ここまでを整理しますと，**コラム 5** に記載するように，連続変数を扱うときには，最初にドットチャート（ドットプロット）を作成し，変数の分布の全体像を視覚的に確認してください。そして次に，変数が正規分布をしているか否かを確認してください。独立した 2 群の場合，正規分布していれば，代表値として平均値を用い，2 群間の差の検定としてステューデントの t 検定を用いることができます。そうでない場合には，代表値として中央値を用い，2 群間の差の検定としてマン・ホイットニーの U 検定を用います（**図 3-6**）。

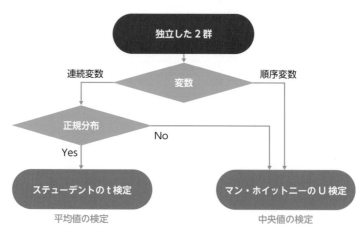

図 3-6　独立した 2 群の検定法選択の流れ（図 3-2 再掲）

> **ポイント**
>
> ① 連続変数を扱うときには，最初にドットプロットを作成し，全体像を把握する
> ② 連続変数が正規分布しているか否か確認する
> ③ 連続変数が正規分布していれば t 検定，それ以外は U 検定を行う

平均値 or 中央値
データの実態を映すのはどっち？

● **データが正規分布していなければ平均値と中央値は異なる**

　連続変数が正規分布していれば，平均値と中央値が等しくなります。一方，正規分布してない場合には，平均値と中央値は異なった値を示します（**図ⅰ**）。

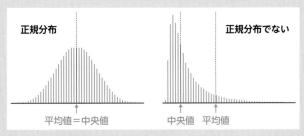

図ⅰ　正規分布とそうでない分布の例

　極端に大きな値や小さな値があり，**正規分布から大きくずれた分布を呈している場合には，中央値の方がその集団の代表値として適切**と考えられます。なぜなら，中央値が示されれば，その集団の半数は中央値以上であり，残りの半数は中央値以下であることが分かるからです。
　一方，平均値からは，そのような情報は得られず，時には，真実とは異なる印象を与えることもあります。

● **自治体の資料は平均値ばかり！—住民に誤った情報を伝える可能性も**

　図ⅱは，A 地区の住民 10 人と B 地区の住民 10 人の年収の平均値を示した棒グラフです。これは架空のデータですが，健康の指標を扱った同様の棒グラフは自治体が公表する資料でしばしば見かけます。この棒グラフを見ますと，「A 地区の住民よりも，B 地区の住民の方が年収の高い人が多い」と誰しも思います。

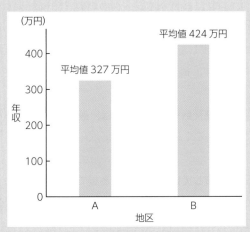

図ⅱ　A 地区と B 地区の住民の平均年収

ところが，データの一つ一つを並べて分布の様子を示したドットチャートを作成すると，図iiiのようになりました。これを見ると，B地区の住民の平均年収が多かったのは，極端に年収の多い人が1人（矢印）いたからであることが分かります。全体として見れば，B地区の住民の年収よりも，むしろA地区の住民の年収の方が多い傾向が見受けられます。

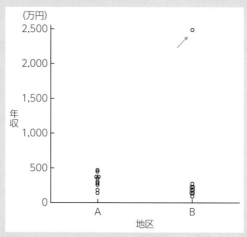

図iii　A地区とB地区の住民の年収のドットチャート

　この例のように正規分布から大きくずれたデータがあるにもかかわらず，代表値として平均値を用いると，誤った理解につながります。こうした場合には，中央値を用いた方が実情に近い傾向を見ることができます。

　ドットチャートは各データを点（図iiiでは小さな白丸）として全データを表示するので，全体を最も忠実に反映しています。しかし，自治体で扱う個体数は数千〜数万になることも多いので，ドットチャートでは点が密集し，分かりにくい図になってしまうこともあります。そのようなときには，箱ひげ図（図iv）を作成してください。

　箱ひげ図では，「箱」で表現する部分にデータの半数（50％）が入り，中央の太い横棒は中央値を示しています。箱から伸びる上下の「ひげ」は，ここでは，下はデータの数の10％まで，上は90％までの位置を表しています。従って，「箱」を含め上下の「ひげ」の範囲には80％のデータが入っています。最大値と最小値は点（ここでは小さな白丸）で示されています。

　繰り返しになりますが，連続変数を扱うときには，最初にドットチャートを作成し，変数の分布の全体像を視覚的に確認してください。そして次に，変数が正規分布をしているか否かを確認してください。

　図iの左側のように正規分布していれば代表値として平均値を用い，2群間の差の検定としてt検定を用いることができます。そうでない場合には，代表値として中央値を用い，2群間の差の検定としてU検定を用います。

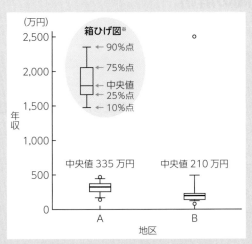

図iv　A 地区と B 地区の住民の年収の箱ひげ図
※ひげの先端を最大値（あるいは最小値）とする箱ひげ図
　もある。

　今回の例で言えば，U 検定を用いることとなります。検定法の操作などは後述しますが，この例では U 検定の結果，「p＝0.041」となりました。従って，「A 地区の住民の年収の中央値は，B 地区の住民の年収の中央値に比べて，有意に高い（p＝0.041）」となります。

● 国民の平均所得は平均的な国民の所得ではない

　国民の所得や貯蓄額も，一部の高額所得者や高額貯蓄者がいるため，全体として正規分布を示さず，図i の右のように右側（高額側）にすそ野が広い分布を示します。しかし，国は平均値で公表しているため*，こうしたニュースを聞くと多くの国民は「平均的な国民はこんなに高額なの！？」という疑問を持ちます。実際には，平均値は平均的国民の所得や貯蓄額を表しているのではなく，高額所得者や高額貯蓄者に引っ張られているだけに過ぎません。前述の B 地区の状況に似ています。一方，中央値で示せば，中央値以上に半数の国民，中央値以下に半数の国民がいることが分かります。

　前述のように，自治体の統計資料を見ると，正規分布していなくても平均値で表示されています。住民に誤った情報を伝えるリスクがありますので注意が必要です。

＊　　最近では中央値も併記するようになりました。

「独立する」2群間の解析

 2群（独立・連続変数・正規分布）

ステューデントのt検定

ステューデントのt検定（t検定）は，独立した2群間の連続変数の平均値を比較するときに用いる検定法です。 ここまで解説したように，各変数が正規分布をしていることを確認してから用いるようにしましょう。

先ほどの運動習慣とHbA1cの例は，正規性を検定した結果，正規分布に従うことが分かりました。**図3-2**の通り，「独立した」2群で連続変数が「正規分布する」場合はt検定が適用できますので，この例をt検定します。

解析

EZRを立ち上げ，Rコマンダーから**練習問題2-5**の際にインポートしたデータセット「Dataset_運動習慣_HbA1c」を指定し[*]，以下の順に選択します。

Rコマンダー タブ 統計解析 ＞ 連続変数の解析 ＞ 2群間の平均値の比較（t検定）

次に現れる画面の「目的変数（1つ選択)」欄から HbA1c を選択し，「比較する群（1つ以上選択，ただし2種類の値だけを持つこと)」欄から 運動習慣 を選択します。「グラフ」欄からは，平均値の比較になりますので「棒」を選択し，棒グラフで表示します。目的変数（本例では，「HbA1c」）がグラフのY軸，比較する群（本例では，運動習慣《あり》《なし》）がX軸になります。「OK」とすると，解析結果が示されます（**図3-7**）。

結論

運動習慣《あり》群のHbA1cの平均値は6.0％（標準偏差0.72），運動習慣《なし》群の平均値は6.5％（標準偏差0.77）で，《なし》群に比べて，《あり》群の方がHbA1cの平均値は小さな値を示しています。しかし，p値は「0.195」（≧0.05）ですので「2群間には有意差はない」と判断できます。

同時に，棒グラフも自動的に作成され，各群の平均値と標準偏差が視覚的に表示されます。棒グラフの棒が平均値，ひげが標準偏差を表しています。標準偏差は，データのばらつきを表す指標です。

---

[*]　EZRで過去に取り込んだものを使用する場合は，Rコマンダーのデータセットをクリックすると，「データセットの選択」から過去にインポートしたものを選択できます。

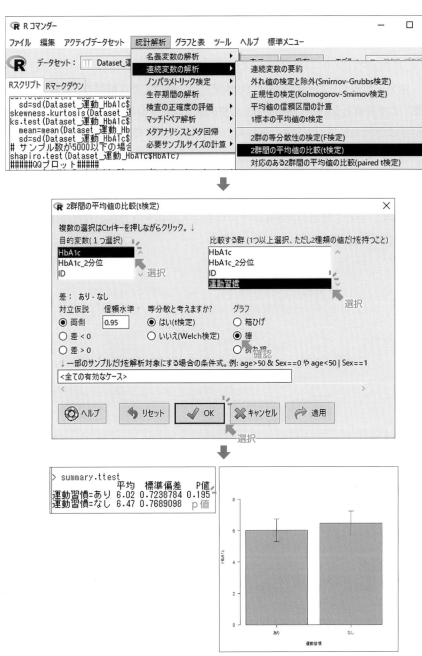

図 3-7　ステューデントの t 検定

マン・ホイットニーの U 検定

　マン・ホイットニーのU検定（U検定）は，独立した2群間の「**正規分布しない連続変数**」の中央値あるいは「**順序変数**」の中央値を比較するときに用いる検定法です。先ほどの例では連続変数が正規分布しているため t 検定を用いましたが，今度は正規分布しない例を見ていきましょう。

　コラム5では，A地区の住民10人とB地区の住民10人の年収を比較すると，平均値ではB地区の方が高いが，中央値ではA地区の方が高くなるという例を紹介しました（**図3-8**）。ここではこの例を用いて，実際にA地区とB地区の住民の年収に差はあるか解析してみましょう。

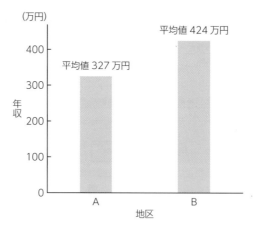

図3-8　A地区とB地区の住民の平均年収（コラム5の図ii再掲）

検定法選択

　まず，異なる2つの地区の住民の比較になりますので，2群は「独立」しています。

　次に，このグラフの元データ（**Excel 03**）を見ていきます。データの一つ一つから分布を見ていくと，B地区では極端に年収の高い1人が平均年収を押し上げたことが分かります（地方では，その地区に繁盛している開業医がいると，このようなことが起きます）。B地区のような例では正規分布から大きく外れていることが予測されます。

	A	B	C
1	ID	地区	年収（万円）
2	1	A	150
3	2	A	190
4	3	A	270
5	4	A	300
6	5	A	320
7	6	A	350
8	7	A	380
9	8	A	380
10	9	A	450
11	10	A	480
12	11	B	100
13	12	B	140
14	13	B	150

Excel 03　A 地区住民と B 地区住民の年収

Excel 03 のデータを EZR にインポート[*1]します。なお，データセット名は任意ですが，「Dataset_A地区_B地区」としました。

次に，A 地区住民と B 地区住民の年収について，それぞれ正規性の検定を行います（**コラム 6**）。

その結果，A 地区住民の年収は正規分布に従うものの，B 地区住民の年収は正規分布に従わないことが分かりました。

従って，本例の検定には U 検定を用います。

解析

U 検定を行う手順を示します。R コマンダーから，以下の順に選択します。

R コマンダー タブ　統計解析 ＞ ノンパラメトリック検定[*2] ＞ 2 群間の比較（Mann-Whitney U 検定）

次に現れる画面の「目的変数（1 つ選択）」欄から 年収.万円. を選択し，「比較する群（1 つ以上選択，ただし 2 種類の値だけを持つこと）」欄から 地区 を選択します（**図 3-9**）。「目的変数（1 つ選択）」欄から選んだ変数（本例では，年収.万円.）がグラフの Y 軸，「比較する群（1 つ以上選択，ただし 2 種類の値だけを持つこと）」欄から選んだ変数（本例では，地区《A》《B》）が X 軸になります。「OK」とすると，R コマンダーの出力欄に結果が示されると同時に，箱ひげ図が現れます。

---

*1　取り込みたい Excel データ範囲を「選択」し「コピー」。R コマンダータブ「ファイル」＞「データのインポート」＞「ファイルまたはクリップボード，URL からテキストデータを読み込む」を選択。新規画面で任意のデータセット名（例：「Dataset_A地区_B地区」）を入力，データファイルの場所を「クリップボード」，フィールドの区切り記号を「タブ」として「OK」。R コマンダーデータセット欄に任意のデータセット名が表示されていることを確認（もしくは選択）します（📖おさらい▶p.29）。

*2　正規分布していない変数の解析は，一般に「ノンパラメトリック検定」と総称されます。

結論

　A地区住民の年収の中央値（メディアン）は335万円。50％の住民の年収は277.5万円から380万円の範囲（25％点から75％点）にあり，最小値は150万円，最大値は480万円です。また，中央値より上に半数，下に半数の住民がいます。

　同様に，B地区住民の年収の中央値（メディアン）は210万円。50％の住民の年収は157.5万円から237.5万円の範囲（25％点から75％点）にあり，最小値は100万円，最大値は2,500万円です。

　p値は「0.041」（<0.05）ですので，「**B地区の住民の年収の中央値に比べて，A地区の住民の年収の中央値は有意に高い（p＝0.041）**」となります。

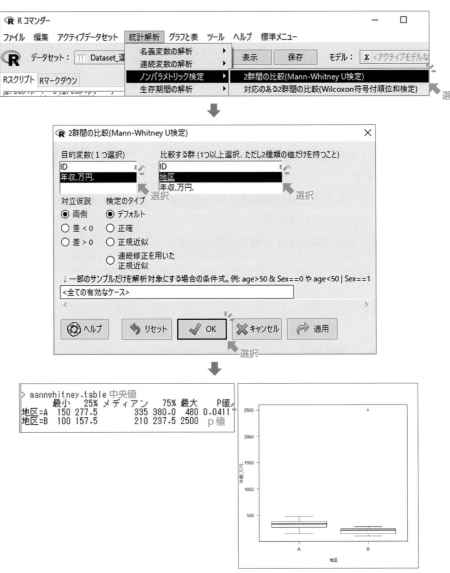

図3-9　マン・ホイットニーのU検定

コラム ⑥　連続変数の解析の前に正規性を確認

　U検定は，変数の分布を仮定しない検定法ですので，全ての連続変数や順序変数に用いることができます。ただし，変数が正規分布している場合には，t検定を用いた方が有意になりやすいので，その場合はt検定が勧められます。

　Excel 03 のA地区住民とB地区住民の年収の例のExcelデータをインポートして，A地区住民の年収，B地区住民の年収の順に正規性の検定を行っていきます。

　正規性の検定としてコルモゴロフ・スミルノフ検定を行います。Rコマンダーでインポートしたデータセット（例：「Dataset_A地区_B地区」）を指定し，タブ「統計解析」＞「連続変数の解析」＞「正規性の検定（Kolmogorov-Smirnov検定）」を選択。新規画面「変数（1つ選択）」欄から「年収.万円.」を選択し，「一部のサンプルだけを解析対象にする場合の条件式」欄に「ID＜＝10」を入力（A地区はID番号が10以下なので）します（**図 i**）。「OK」とすると，出力欄に結果が表示されます（少数の場合，シャピロ・ウィルク検定の結果も表示）。

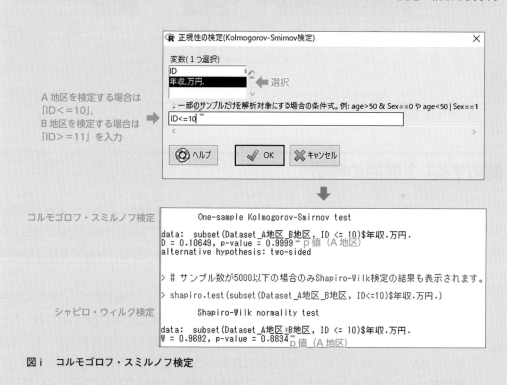

図 i　コルモゴロフ・スミルノフ検定

　本例ではシャピロ・ウィルク検定の結果を見ると「p＝0.8834」と表示され（≧0.05），正規性は棄却されませんでした（正規分布と判断）。繰り返しになりますが，**「正規性の検定」では，p＜0.05のとき，正規性は棄却（正規分布していないと判断）されます。**

　同様に，B地区住民の年収の「正規性の検定」を行う場合には，「一部のサンプルだけを解析対象にする場合の条件式」の欄に「ID＞＝11」を入力し，「OK」とすると，出力欄に

シャピロ・ウィルク検定で「p＝0.0000006562」と表示され（p＜0.05），正規性は棄却（正規分布していないと判断）されました。

　出力の際に現れるヒストグラム（**図ⅱ**）を確認しても，A地区住民の年収は正規分布に沿っていますが，B地区住民の年収は正規分布に沿っていないことが分かります。

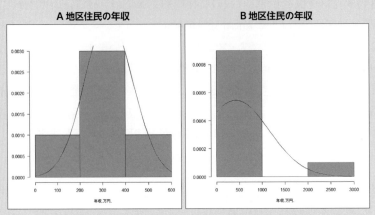

図ⅱ　コルモゴロフ・スミルノフ検定により表示されるヒストグラム

「対応する」2群間の解析

　保健所や自治体では，保健師，栄養士，運動療法士を筆頭に事務職も含め多くの職員が，住民の減塩指導，摂取カロリーの指導，運動指導などさまざまな保健指導を行っています。今回は，それらの保健指導が有効であったのか否かを評価・判定する統計学的手法を学びます。

　「有意な効果があった」と客観的に評価できた保健指導は，今後も継続し，指導の対象者をさらに広げていくための根拠になります。一方，「有意な効果は認められなかった」と評価・判定された保健指導は，指導方法を見直したり，あるいは保健指導そのものを継続するのか否かを検討したりしなければなりません。なぜなら，保健指導には人件費や消耗品費など，いろいろな費用がかかり，その費用は税金で賄われているからです。効果がない，あるいは効果が期待できない保健指導を漫然と続けることは「税金の無駄遣い」と言われても仕方がありません。

　保健指導の前後の効果判定に用いる統計学的方法は「対応する2群間の比較」です。これまでは，独立した2群間の比較を学んできました。独立した2群とは，比較する2群（例えば，A群とB群）は別々の人で構成されているという意味です。例えば，「○○市の成人男性と成人女性を比較する」「○○町と□□市の成人男性を比較する」「○○村の糖尿病と非糖尿病の人を比較する」というように，比較する2群の構成員は同じ人ではありま

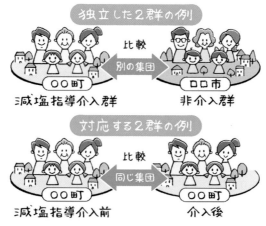

図 3-10　独立した 2 群と対応する 2 群の例（図 3-1 再掲）

せん（**図 3-10** の上）。

　一方，対応する 2 群間の比較では，比較する 2 群の構成員は同じです。例えば，ある地区の住民に一定期間の減塩指導を行い，「減塩指導前の血圧」と「減塩指導後の血圧」を比較する場合，減塩指導前後の被験者は同じ人です（**図 3-10** の下）。

　比較群が独立する場合，対応する場合，どちらの比較においても連続変数が正規分布するか否かで，用いる検定法が異なります。**正規分布する場合には平均値，それ以外の場合には中央値を代表値として比較する検定法を用いる**ということを学びました。

　先ほどは，**独立した 2 群の平均値（正規分布する変数）を比較するステューデントの t 検定，中央値（正規分布しない変数）を比較するマン・ホイットニーの U 検定**について学びました。

　ここでは，**対応する 2 群の平均値（正規分布する変数）を比較する paired t 検定**と，**中央値（正規分布しない変数）や順序変数を比較するウィルコクソンの符号付順位和検定（Wilcoxon 符号付順位和検定）**について学びます。

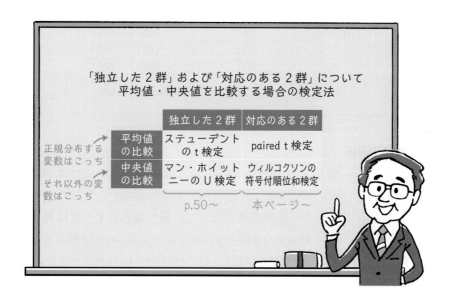

「独立した 2 群」および「対応のある 2 群」について
平均値・中央値を比較する場合の検定法

		独立した 2 群	対応のある 2 群
正規分布する変数はこっち	平均値の比較	ステューデントの t 検定	paired t 検定
それ以外の変数はこっち	中央値の比較	マン・ホイットニーの U 検定	ウィルコクソンの符号付順位和検定
		p.50～	本ページ～

paired t 検定

　2 群の平均値を比較する際に，2 群が独立している場合には前述のようにステューデントの t 検定を用います。一方，同じ人から比較可能な 2 つの数値を得るような場合，すなわち対応する 2 群を比較する場合は paired t 検定を行った方が検出力は上がります（有意差が出やすくなります）。

　具体例を挙げると，A 地区の住民と B 地区の住民の血圧の平均値を比較する場合には，2 群が独立していますのでステューデントの t 検定を用います。一方，A 地区の住民に一定期間減塩食を実践してもらい，減塩食実践前の血圧の平均値と実践後の血圧の平均値を比較する場合には，2 群が対応していますので paired t 検定を用います。まずは**練習問題 3-1** を解いてみてください。

■ 練習問題 3-1

　健診受診者 10 人を対象に減塩指導を 1 カ月間行いました。各受診者の減塩指導前後の収縮期血圧を測定し，**Excel 04** に示す値を得ました。

　減塩指導により収縮期血圧の低減効果があったと判断できますか？

　なお，減塩以外の生活習慣に変化はないものとします。

	A	B	C
1	ID	血圧_前	血圧_後
2	1	180	150
3	2	190	170
4	3	160	160
5	4	170	150
6	5	150	120
7	6	180	170
8	7	190	190
9	8	160	160
10	9	170	160
11	10	150	160

Excel 04　減塩指導と血圧

検定法選択

　まず，同一個人のデータを比較することになりますので，これは対応する 2 群の比較となります。

　ちなみに，Excel の表の書き方として，**同一個人のデータは同じ行に記入**します（📖 おさらい▶ p.33）。対応する 2 群の平均値を比較する paired t 検定では，例えば，**Excel 04** の 2 行目の ID「1」の個人に対しては「180」と「150」のデータが記入されます。独立した 2 群の平均値を比較するステューデントの t 検定の場合では，対象者は全て異なる個

人ですので，各個人の1つのデータを列挙します（ステューデントの t 検定と paired t 検定の Excel 表の書き方は違うことを理解してください）。

　次に，**Excel 04** のデータを EZR にインポート*し，正規性の検定を行います。ただし，「対応する2群間の比較」の正規性の検定では，「独立する2群間の比較」と異なる点が1つあります。それは，介入前後の値の差（本例では，減塩指導の前後の収縮期血圧の差）が正規分布しているか否かを検定します。具体的な検定法は**コラム7**で解説します。検定結果だけ述べますと，減塩指導前後の収縮期血圧の差の正規性は棄却されませんでした。つまり，正規分布をしていると判断できます。

　従って，**比較2群が対応し，正規分布する本例の検定には paired t 検定を用います。**

解析

　それでは，実際に paired t 検定を行っていきます。R コマンダーから，以下の順に選択します（**図 3-11**）。

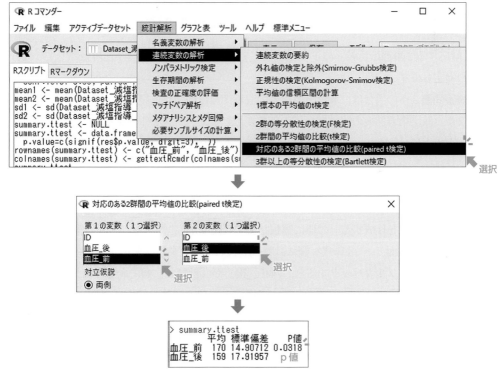

図 3-11　paired t 検定

---

* Excel のデータ範囲を「選択」し「コピー」。R コマンダーのタブ「ファイル」＞「データのインポート」＞「ファイルまたはクリップボード，URL からテキストデータを読み込む」を選択。新規画面で任意のデータセット名（例：「Dataset_減塩指導_血圧」）を入力。データファイルの場所を「クリップボード」，フィールドの区切り記号を「タブ」として「OK」。R コマンダーのデータセット欄に任意のデータセット名が表示されていることを確認（もしくは選択）します（おさらい▶p.29）。

次に現れる画面の「第1の変数（1つ選択）」欄から 血圧_前（減塩指導前の収縮期血圧）を選択し，「第2の変数（1つ選択）」欄から 血圧_後（減塩指導後の収縮期血圧）を選択します。そして，「OK」とすると，Rコマンダーの出力欄に結果が表示されます。

結論

減塩指導前の収縮期血圧の平均値は 170 mmHg（標準偏差は 14.9）（170±14.9 mmHg と記載），1カ月間の減塩指導後の収縮期血圧の平均値は 159 mmHg（標準偏差は 17.9）（159±17.9 mmHg）であり，p値は「0.032」（p＜0.05）ですので，「**1カ月間の減塩指導後に収縮期血圧は有意に低下した（p＝0.032）**」と結論します。

コラム 7 対応する2群間比較における正規性の検定

「対応する2群間の比較」の正規性の検定では，「前後の値の差」が正規分布しているか否かを検定します。

練習問題 3-1 の場合は，減塩指導前後の収縮期血圧の差が正規分布しているか否かを検定します。減塩指導前後の収縮期血圧の差を変数としたデータを作成するための具体的な操作方法を以下に示します。

● 2群間の値の差の変数を作成

Rコマンダーから，タブ「アクティブデータセット」＞「変数の操作」＞「計算式を入力して新たな変数を作成する」の順に選択します（図 i）。

次に現れる画面で，「計算式」欄に計算式を入れていきます。まず，「現在の変数」欄から「血圧_後」をダブルクリックすると，「血圧_後」が「計算式」欄に入力されます。「計算式」欄にマイナス記号「-」を直接入力し，同様に「現在の変数」欄の「血圧_前」をダブルクリックすると，「計算式」欄に「血圧_後-血圧_前」の計算式が入力されます。最後に，「新しい変数名」欄に任意の変数名を入力し（今回は「血圧の差」としました），「OK」とします。

これで，減塩指導前後の収縮期血圧の差を変数としたデータがそろいました。

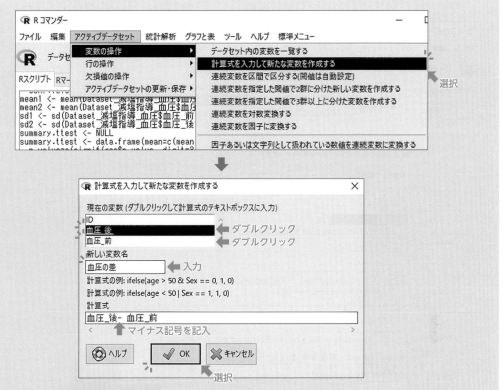

図 i　2 群間の値の差の変数を作成

● コルモゴロフ・スミルノフ検定

　さて，このデータを用いて正規性を検定しますが，まずはコルモゴロフ・スミルノフ検定を行います。

　R コマンダーから，タブ「統計解析」＞「連続変数の解析」＞「正規性の検定（Kolmogor-ov-Smirnov 検定）」を選択します（**図 ii**）。次に現れる画面「変数（1 つ選択）」欄から「血圧の差」を選択し，「OK」とすると，出力欄に結果が表示されます（少数の場合シャピロ・ウィルク検定の結果も表示）。p≧0.05 なので，正規分布が棄却されません（正規分布に従う）。

● QQ プロット

　正規性を判断するもう一つの方法「QQ プロット」は，タブ「グラフと表」＞「QQ プロット」を選択。新規画面「変数（1 つ選択）」欄を「血圧の差」とし，「OK」とすると，結果が表示されます（**図 iii**）。

　プロットが色で示された直線にほぼ沿っていれば，正規分布に従うと判断できます。

　QQ プロットの結果からも，正規分布に従っていると判断できます。

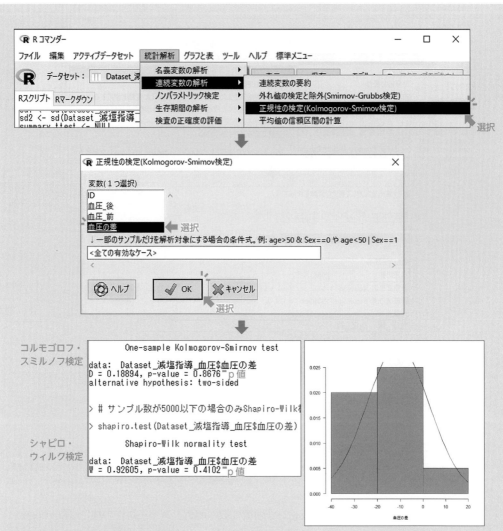

図 ii　コルモゴロフ・スミルノフ検定

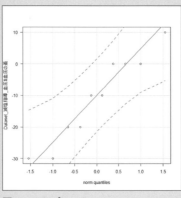

図 iii　QQ プロット

ウィルコクソンの符号付順位和検定

　中央値を比較する場合には，これまでに**独立した 2 群間であれば，マン・ホイットニーの U 検定**を用いることを勉強しました。ここでは**対応する 2 群間の比較に用いる，ウィルコクソンの符号付順位和検定（Wilcoxon 符号付順位和検定）**について勉強します[*]。

　先ほどのように，対応する 2 群で連続変数が正規分布する場合には paired t 検定を用いますが，それ以外の場合（連続変数が正規分布を示さなかったり，正規分布を示すか不明であったり，順序変数である場合）にはウィルコクソンの符号付順位和検定を用います。まずは**練習問題 3-2** をやってみましょう。

■ 練習問題 3-2

　Y 大学の 2 年生の男子学生から 15 人を無作為抽出し，毎日放課後に 30 分間「自由に雑談をする機会」を 1 週間設けました。この 1 週間の前後でストレスを感じる程度（ストレス感受性）をアンケート調査し，**Excel 05** に示す結果を得ました。

　「自由に雑談をする機会」の前後で，ストレス感受性は有意に変化しましたか？

　なお，ストレス感受性は 5 段階（1：全く感じない，2：ほとんど感じない，3：少し感じる，4：かなり感じる，5：大いに感じる）で数値化しました。

	1	2	3
1	ID	前	後
2	1	4	2
3	2	1	1
4	3	5	3
5	4	2	3
6	5	4	5
7	6	3	2
8	7	4	1
9	8	2	1
10	9	5	2
11	10	2	2
12	11	3	1
13	12	4	3
14	13	1	2

Excel 05　雑談機会とストレス感受性

---

[*]　本章で学ぶ検定法は「ウィルコクソンの符号付順位和検定（Wilcoxon 符号付順位和検定）」ですが，統計の教科書などで，同一人名を冠した別の検定法「ウィルコクソンの順位和検定（Wilcoxon 順位和検定）」が紹介されることがあります。これは独立した 2 群間の比較のところで学んだ「マン・ホイットニーの U 検定（U 検定）」（p.52）と同じです（「ウィルコクソンの順位和検定」＝「マン・ホイットニーの U 検定」）。まぎらわしいので注意してください。

検定法選択

まずは，Excel 05 のデータを EZR にインポートします[*]。データセット名は任意ですが，「Dataset_雑談機会_ストレス感受性」としました。

ここで本例の変数である「ストレス感受性」のスコアが「順序変数」であることは理解できると思います（📖おさらい▶p.11）。順序変数ですので，代表値として中央値を用い，対応する2群間の比較としてウィルコクソンの符号付順位和検定を用います。

解析

中央値を知るには，R コマンダーから，以下の順に選択します（**図 3-12**）。

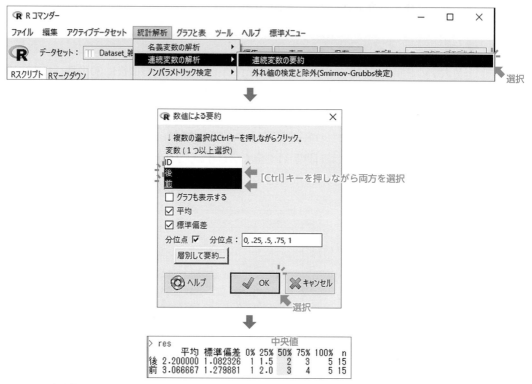

図 3-12　連続変数の要約

> Ⓡコマンダー タブ　統計解析 ＞ 連続変数の解析 ＞ 連続変数の要約

次に現れる画面の「変数（1つ以上選択）」欄で［Ctrl］キーを押しながら 前 と 後 を選択し，「OK」とします。すると，出力欄に結果が表示されます。

中央値は 50％点の列を見ます（ちなみに，0％点は最小値，100％点は最大値を表示）。

---

[*]　取り込みたい Excel データ範囲を「選択」し「コピー」。R コマンダータブ「ファイル」＞「データのインポート」＞「ファイルまたはクリップボード，URL からテキストデータを読み込む」を選択。新規画面で任意のデータセット名（例：「Dataset_雑談機会_ストレス感受性」）を入力，データファイルの場所を「クリップボード」，フィールドの区切り記号を「タブ」として「OK」。R コマンダーデータセット欄に任意のデータセット名が表示されていることを確認（もしくは選択）します（📖おさらい▶p.29）。

「自由に雑談をする機会」前のストレス感受性スコアの中央値は「3」であり，「自由に雑談をする機会」後の中央値は「2」であることが分かります。つまり，「自由に雑談をする機会」の前後でストレス感受性スコアの中央値は改善されています。

次に，この改善が「有意な改善か否か」を検定するためにウィルコクソンの符号付順位和検定を行います。Rコマンダーから，以下の順に選択します（**図3-13**）。

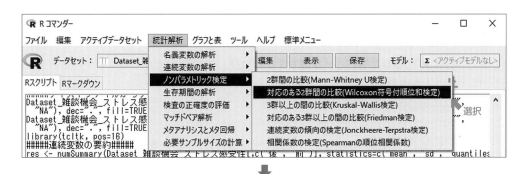

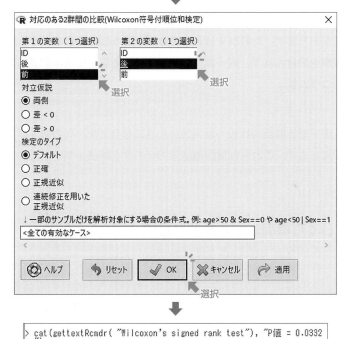

図3-13　ウィルコクソンの符号付順位和検定

Ⓡコマンダー　タブ 統計解析 ＞ ノンパラメトリック検定 ＞ 対応のある2群間の比較（Wilcoxon
符号付順位和検定）

次に現れる画面の「第1の変数（1つ選択）」欄から 前 を選択し，「第2の変数（1つ選択）」欄から 後 を選択し，「OK」とします。すると，出力欄に結果が表示されます。

結論

　p 値は「0.0332」（＜0.05）ですので，「**自由に雑談をする機会の前後でストレス感受性スコアは有意に改善した（p＝0.0332）**」と結論できます。

> **ひとこと　減塩や運動などの指導の効果評価の注意**
>
> 　対応する 2 群間の検定法で指導の前後の値を解析し，有意な改善が認められたという結果が得られても，「指導が有効であった」とは必ずしも言えません。厳密には，「指導した群」と「指導しなかった群」（対照群）との比較を行い，有意差があることを確認する必要があります。

> **ひとこと　比較が長期にわたる場合では年齢調整も考慮**
>
> 　経年比較をする際など，比較の前後の期間が長いときには，介入以外の要因の影響が大きくなってしまう場合があります。例えば，加齢による健康指標値の自然悪化などがあります。比較群を設けることは，こうした影響を排する意味で重要ですが，比較群を設けられず，同一集団を経年比較する場合には年齢調整も考慮に入れましょう（コラム 8）。

　ここまでで 2 群間の比較の勉強は終わりになります。次の第 4 章では，傾向と相関の解析を学習します。これも保健医療活動のデータを評価・判定するのに役立つ解析法です。

コラム 8　いくら努力しても改善なし!?
年齢調整をしていますか？

　多くの自治体の保健師や健康行政の担当者は，糖尿病や高血圧の有病者を減らすために，食事指導（減塩や適切なカロリー摂取）や運動指導などに懸命に取り組んでいます。しかし，現場の担当者からは「ここ 5 年から 10 年，改善するどころか，むしろ悪化している」という声をしばしば聞きます。努力して取り組んでいるのに改善しないのはなぜでしょうか？

　その要因として，生活習慣の変化により，身体活動量の減少，カロリー摂取量の過多など，いろいろな要因が考えられます。一方，データの処理が適切でないために，本当は改善しているのに，逆に悪化しているように見えてしまうこともあります。

　その理由は，糖尿病や高血圧の有病率は，加齢に伴い高くなるという事実が考慮されていないからです。過去と現在のデータを比較する場合には，年齢構成をそろえて（年齢を調整して）比較する必要があります。

以下に，理解しやすいように単純化した架空のデータを使って説明します。

◉ **具体例から考える**

　2000年にA地区の40歳以上の全住民1,000人を対象に調査し，糖尿病のある人が130人（有病率13%）いることが分かりました。そこで，保健師や栄養士が食事指導や運動指導を継続的に行い，再度，2020年にA地区の40歳以上の全住民1,000人*を調査した結果，糖尿病の人は160人（有病率16%）でした。それをグラフにしたものが**図 i** です。

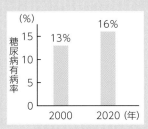

図 i　2000年と2020年のA地区の糖尿病有病率（40歳以上）

　2000年以降，保健師や栄養士が食事指導や運動指導を継続的に行いましたが，このグラフを見ると，その効果はなく，むしろ糖尿病の有病率は13%から16%に悪化しています。しかし，これは ① 糖尿病は高齢者に多い，② 人口は高齢化している，という事実を考慮していないからです。

　人口構成の変化（**表 i**）を見ると，A地区の40歳以上の住民のうち，65歳以上の高齢者が2000年は100人，2020年は300人に増加しています。

　65歳以上のうち，糖尿病と診断された人は2000年に40人，2020年に90人でした。つまり，65歳以上の糖尿病有病率は40%から30%に減少（改善）しています。一方，40〜64歳の糖尿病の有病率はいずれも10%で変化ありません。

　つまり，年齢を考慮しないで解析すると，糖尿病の有病率は悪化（13%→16%）しているように見えます。しかし，年齢を考慮して解析すると65歳以上では改善（40%→30%）しています。

表 i　2000年と2020年のA地区の年齢別人口，糖尿病者数および2000年の年齢構成に調整後の2020年の糖尿病者数

	2000年		2020年		2020年（調整後）
	人口	糖尿病者（有病率）	人口	糖尿病者（有病率）	糖尿病者（有病率）
65歳以上	100人	40人（40%）	300人	90人（30%）	30人 （10%）
40〜64歳	900人	90人（10%）	700人	70人（10%）	90人 （約13%）
計	1000人	130人（**13%**）	1000人	160人（**16%**）	120人 （**12%**）

＊　分かりやすくするため，2000年と2020年のA地区の40歳以上の人口を1,000人にそろえました。実際には，地方では人口が減少しています。

従って，年齢構成が大きく異なる集団を比較するときには，一方の年齢構成に他方を合わせるか，あるいは両者を標準的集団の年齢構成に合わせる必要があります。

　表ⅰの一番右の列は，2000年の年齢構成に調整後の2020年の糖尿病者の人数を示しています。2000年の65歳以上の人数は100人ですので，2020年の65歳以上の糖尿病有病率（30％）を乗じると30人（＝100×0.3）になります。同様に，40〜64歳では90人（＝900×0.1）になります。従って，2000年の年齢構成に調整後の2020年の糖尿病者は計120人（＝30＋90）になります。

　このように年齢構成を調整すると，糖尿病の有病率は2000年の13％から2020年には12％に改善しています（**図ⅱ**）*。

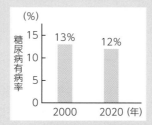

図ⅱ　2000年および2000年の年齢構成に調整後の2020年のA地区の糖尿病有病率（40歳以上）

＊　2000年と2020年（2000年の年齢構成に調整後）の糖尿病有病率についてフィッシャーの正確検定を行うと，全体（40歳以上）ではp＝0.54，65歳以上の高齢者に限ってもp＝0.18で，いずれも有意な改善ではありません。しかし，年齢調整をする前には糖尿病の有病率が13％から16％に上昇（悪化）していたのが，年齢調整をすることにより，全体では13％から12％（65歳以上では40％から30％）に低下していたことが分かります。有意な差ではありませんが，食事指導や運動指導に一定の効果があった可能性は否定できません。

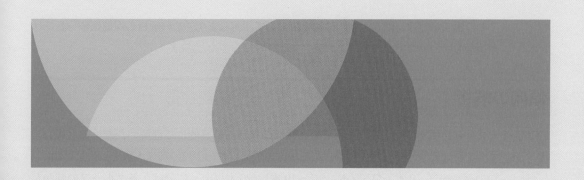

第 4 章

傾向と相関の解析

この第 4 章では，傾向と相関の解析について学習します。この解析も保健医療分野では有用なものの一つですので，この機会にぜひ習得してください。

傾向の解析

　まずは，**図 4-1** をご覧いただくと，傾向の検定を直感的にご理解いただけると思います。これは架空のデータですが，ある地区の成人男性の 1 日の喫煙本数を，少ない順に 4 つのグループ《0 本》《1〜9 本》《10〜19 本》《20 本以上》に分け，各グループの肺がんの頻度を示しています。

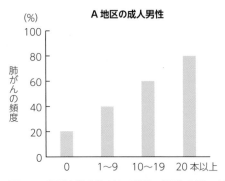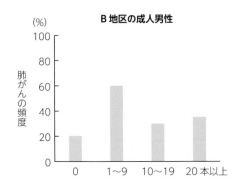

図 4-1　喫煙本数と肺がんの頻度（架空のデータ）

　A 地区では，喫煙本数が増えるに伴い，肺がんの頻度も階段状に上昇しています。つまり，喫煙本数と肺がん頻度には，用量依存性があるように見えます。**用量依存性というのは，一方（前述の例では喫煙本数）が増えれば，他方（前述の例では肺がんの頻度）も漸増する関係，あるいは逆に，一方が増えれば他方が漸減する関係**をいいます。

　それに対して，B 地区では，喫煙本数の増加に伴い，肺がんの頻度が漸増しているわけでも漸減しているわけでもありません。つまり，用量依存性は認められません。

　この例のように，「生活習慣」と「病気」との間に**有意な用量依存性があるか否かを評価する方法として，コクラン・アーミテージ検定を用いることができます**。この例では，生活習慣は「喫煙本数」，病気は「肺がん」です。

　別の例を挙げれば，運動習慣の程度を，1 週間のうち《1 日もなし》《1〜2 日》《3〜6 日》《毎日》のように 4 段階に分け，運動する日数が増えれば，糖尿病の頻度が有意に減少するか否かの判断をするような場合も，コクラン・アーミテージ検定を用いて解析できます。

傾向（二値の名義変数と順序変数）

コクラン・アーミテージ検定

コクラン・アーミテージ検定で重要なのは，生活習慣は「順序変数」で，病気は「名義変数」で表すことです。

> **ポイント**
>
> ● 「生活習慣」と「病気」の用量依存性を評価するときは「コクラン・アーミテージ検定」を用いる
>
> ● 生活習慣は「順序変数」で，病気は「名義変数」で表す

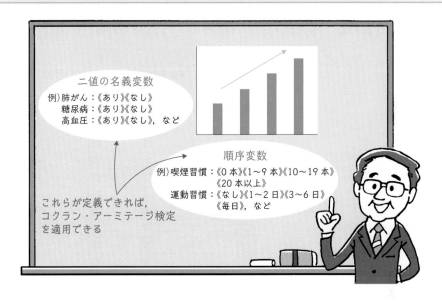

生活習慣は，最初の喫煙本数と肺がん頻度の例では，「1 日の喫煙本数」であり，《0 本》《1～9 本》《10～19 本》《20 本以上》のように少ない順に 4 つのグループに分けました（順序変数）。また，運動習慣と糖尿病頻度の例では，生活習慣は「1 週間の運動日数」であり，《なし》《1～2 日》《3～6 日》《毎日》のように，少ない順に 4 つのグループに分けました（順序変数）。

病気は，全て《あり》《なし》のように 2 つのグループに分けます。ちなみに，連続変数を閾値で区切って 2 グループに分けた場合は，これを「二値の名義変数」といいます。

● コクラン・アーミテージ検定をやってみよう！

わが国の保健医療政策の最重要課題の一つに，「認知症の予防」があります。認知症の危険因子として，運動不足や喫煙などの生活習慣や，高血圧，糖尿病などの生活習慣病が，高いエビデンスレベルで報告されています。従って，これらの生活習慣や生活習慣病の改善が，認知症の予防につながる可能性が示唆されています。そのような中，最近，歯の本数が少ないと認知症になりやすいという調査・研究報告も散見されます。

そこで次に，歯数と認知機能の関係について，実際の**練習問題 4-1** を解きながら，EZR を用いてコクラン・アーミテージ検定をやってみましょう。

■ 練習問題 4-1

　国内外の調査・研究で，歯の数が少ないと認知症のリスクになると報告されています。そこで，T 町の高齢者 210 人（男性 103 人，女性 107 人，年齢 74～87 歳，平均年齢 78.1 歳）を対象に天然歯[*1] の本数と認知機能の関係を調査しました。天然歯の本数は歯科医が評価し，認知機能はミニ・メンタル・ステート試験（MMSE）[*2] を用いて評価し，**Excel 06** に示す結果を得ました。

　天然歯数が少ないほど，認知機能正常者の割合は有意に少ないと言えますか？

　ただし，天然歯数は「5 本未満」「5 本以上 10 本未満」「10 本以上 15 本未満」「15 本以上 20 本未満」「20 本以上」の 5 つのグループに分けて評価してください。

	A	B	C
1	ID	天然歯数	MMSE得点
2	1	13	29
3	2	22	28
4	3	0	28
5	4	0	29
6	5	5	13
7	6	21	26
8	7	0	21
9	8	6	18
10	9	2	26
11	10	20	26
12	11	8	27
13	12	0	25
14	13	4	24

Excel 06　天然歯数と MMSE 得点

検定法選択

　Excel 06 で「天然歯数」と「MMSE 得点」の結果が示されています。これらは連続変数ですが，「天然歯数」を段階的にグループ分けし，「MMSE 得点」を認知機能が正常か否かの二値にグループ分けできれば，両者の関係の傾向をコクラン・アーミテージ検定により判定することができます。

　解析の順序としては，二値の名義変数と順序変数の設定（本例では連続変数からの変換）→コクラン・アーミテージ検定となります。

[*1]　天然歯：歯根のある自分の歯で，むし歯の有無や治療の有無は問いません。反対語は人工歯あるいは義歯。

[*2]　ミニ・メンタル・ステート試験（Mini-Mental State Examination：MMSE）：世界で最も広く用いられている認知機能のスクリーニング検査。時間の見当識，計算（100 から順に 7 を引く，など）などの 11 項目からなります。30 点満点で，点数が低いほど認知機能が低い。正常範囲は 27～30 点。

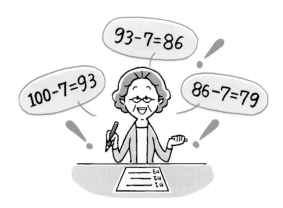

変数の操作―2 群に分けた変数を作成

　まず，Excel 06 のデータを EZR にインポート[*1] します。なお，データセット名は任意ですが，「Dataset_天然歯数_MMSE」としました。

　MMSE 得点は連続変数として記載されていますので，これを二値の名義変数《認知機能正常者》《認知機能低下者》に変換します。

　MMSE 得点が 27〜30 点の人は認知機能が正常と見なすことができますので，27 点を閾値として，二値の名義変数に変換します。27 点以上を《認知機能正常者》，27 点未満を《認知機能低下者》とします。

　そのための操作として，R コマンダーから，以下の順に選択します（**図 4-2**）。

> **Rコマンダー** タブ **アクティブデータセット** > **変数の操作** > **連続変数を指定した閾値で 2 群に分けた新しい変数を作成する**

　次に現れる画面の「連続変数を 1 つ選択」欄から **MMSE 得点** を選択します。「新しい変数名」欄に任意の変数名（今回は「MMSE 得点_2分位」と入力），「連続変数を分割する閾値」欄に「27」と入力します。また，「閾値」欄のラジオボタン（黒丸のボタン）が「≧（以上）」を選択していることを確認。そして，「OK」とします。

　すると，出力欄に青字で数字が表示されます。ここで「1」は MMSE 得点≧27《認知機能正常者》を表し，「0」はそれ以外（つまり，MMSE 得点<27《認知機能低下者》）を表します。そして，MMSE 得点≧27 の人が 89 人，MMSE 得点<27 の人が 121 人いることも分かります[*2]。

　これで，27 点を閾値に《認知機能正常者》と《認知機能低下者》の 2 つの群（2 分位）に分けることができました。

---

*1　取り込みたい Excel のデータ範囲を「選択」し「コピー」。R コマンダーのタブ「ファイル」>「データのインポート」>「ファイルまたはクリップボード, URL からテキストデータを読み込む」を選択。新規画面で任意のデータセット名（例：「Dataset_天然歯数_MMSE 得点」）を入力, データファイルの場所を「クリップボード」, フィールドの区切り記号を「タブ」として「OK」。R コマンダーのデータセット欄に任意のデータセット名が表示されていることを確認（もしくは選択）します（おさらい▶p.29）。
*2　「〈NA〉」が表示される場合は欠損値を表し,「0」であれば欠損値は含まれません。

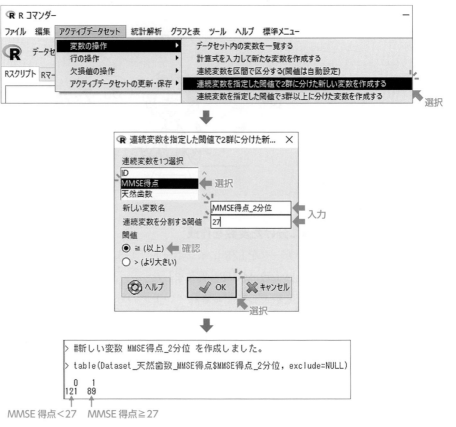

図 4-2　2 群に分けた変数を作成

変数の操作—5 群に分けた変数を作成

同様に，天然歯数もいくつかのグループに分ける必要があります。

歯数の閾値については，「８０２０運動」（ハチマルニイマル）の考え方を参考にしました。この運動は「80歳になっても自分の歯を 20 本以上保とう」という運動です。自分の歯が 20 本以上あれば，硬いものでもほぼ満足に食べられることが科学的に示されています。そこで，天然歯数を《＜5》《5-9》《10-14》《15-19》《20≦》の 5 つのグループ（5 分位）に分けることにします。

そのための操作として，R コマンダーから，以下の順に選択します（**図 4-3**）。

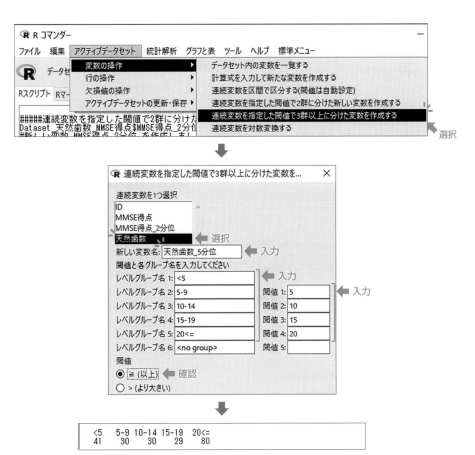

図 4-3　5 群に分けた変数を作成

 タブ アクティブデータセット ＞ 変数の操作 ＞ 連続変数を指定した閾値で 3 群以上に分けた変数を作成する

　次に現れる画面の「連続変数を 1 つ選択」欄から 天然歯数 を選択します。「新しい変数名」欄に任意の変数名を入力します（今回は「天然歯数_5分位」と入力）。「閾値と各グループ名を入力してください」欄にはそれぞれ図 4-3 のように入力します。また，「閾値」欄のラジオボタン（黒丸のボタン）が「≧（以上)」を選択していることを確認。そして，「OK」とします。

　すると，出力欄に青字で各グループ名と，その下に人数が示されます。例えば，天然歯が 20 本以上（20＜＝）の人は 80 人，5 本未満（＜5）の人は 41 人でした。欠損値「〈NA〉」はありませんでした。

　これで「連続変数」から「順序変数」「二値の名義変数」への変換は終わりましたので，いよいよコクラン・アーミテージ検定を行います。

解析

　R コマンダーから，以下の順に選択します（図 4-4）。

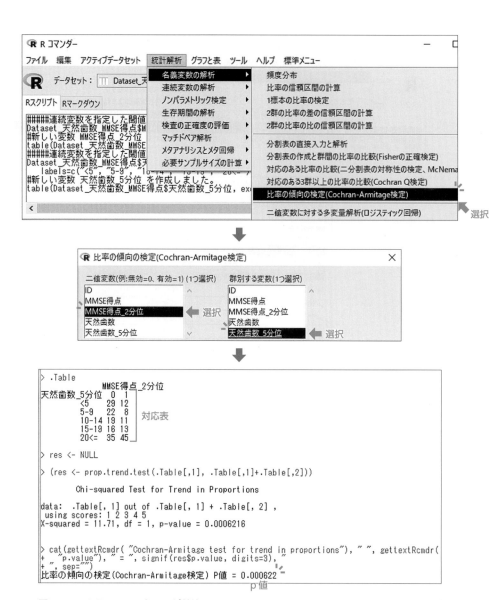

図 4-4　コクラン・アーミテージ検定

ℝ コマンダー タブ 統計解析 ＞ 名義変数の解析 ＞ 比率の傾向の検定（Cochran-Armitage 検定）

　次に現れる画面の「二値変数（例：無効＝0，有効＝1）（1つ選択）」欄から，MMSE 得点_2分位 を選択し，「識別する変数（1つ選択）」欄から 天然歯数_5分位 を選択。そして，「OK」とします。

　すると，出力欄の中ほどに対応表が，一番下にコクラン・アーミテージ検定による p 値「0.000622」が青字で表示されます。

　Rコマンダーのグラフ作成機能でグラフも作成してみましょう。Rコマンダーから，以下の順に選択します。

Rコマンダー タブ　グラフと表 ＞ 棒グラフ（頻度）

　新たに現れる画面の「変数（1つ選択）」欄から MMSE 得点_2分位 ，「群別化変数」欄から 天然歯数_5分位 を選択，「群間の比較の場合に積み重ねずに横に並べて描画する」「群間の比較の場合に各群の割合で描画する」にチェックを入れて「OK」とすると，棒グラフが作成されます（**図 4-5**）。

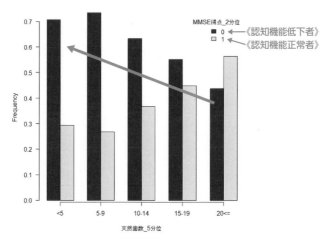

図 4-5　認知機能正常者と低下者の割合

結論

　以上から，天然歯数が少なくなるにつれて，認知機能低下者の割合は有意に多くなる傾向が認められました。

　ただし，横断研究[*1] なので，天然歯数と認知機能に有意な関連があることは分かりましたが，因果関係（どちらが原因で，どちらが結果なのか）は分かりません。つまり，① 天然歯の減少が原因で認知機能低下が生じたのか，あるいは，② 認知機能低下が原因で天然歯が減少したのか，については，本研究結果だけでは分かりません。

　① を明らかにするためには，認知機能正常者だけを調査対象として，5～10 年の追跡調査を行う前向き研究[*2] が必要です。つまり，調査開始時の天然歯の本数により，その後の認知機能低下の出現率に有意な差があるのか否かを明らかにする必要があります。

[*1]　「過去→現在」の時間経過の中で，ある時点のデータを基に解析した研究。前述の例では，歯数と MMSE 得点は同じ年の住民健診で得られたデータを解析したので，横断研究になります。

[*2]　現在から未来に向かって行う研究。例えば，上述のように，現時点の認知機能正常者の天然歯数を調査し，5～10 年の追跡調査を行い，調査開始時の天然歯数と，その後の認知機能低下の出現率を調査する研究は前向き研究です。一般に，横断研究よりも前向き研究の方がエビデンスレベルが高いです。しかし，前向き研究では結果が出るまでに長期間（一般に 5～10 年，あるいはそれ以上の年月）が必要であり，費用も高額になることが多いです（📖おさらい▶ p.27）。

相関の解析

　ここまでは傾向の検定であるコクラン・アーミテージ検定を勉強しました。この検定では，名義変数（先ほどの練習問題では，認知機能を《正常者》《低下者》の2つに分類）と順序変数（天然歯数を《＜5》《5-9》《10-14》《15-19》《20≦》の5つに分類）とを扱い，順序変数の変化に伴い名義変数が一定の傾向（天然歯数が減少するにつれて，認知機能正常者の割合が減少）を示すのか否かを検定しました。

　相関の検定でも2つの変数の間に一定の傾向（相関）があるのか否かを検定しますが，扱う変数は順序変数や名義変数ではなく，連続変数です。例えば，空腹時血糖値が高くなるにつれて HbA1c 値も高くなるか（つまり，空腹時血糖値〔mg/dL〕と HbA1c 値〔%〕は相関するのか：図 4-6 の左），あるいは，体格指数（BMI*〔kg/m²〕）が大きくなるにつれて HbA1c 値は上昇するのか（つまり，BMI〔kg/m²〕と HbA1c 値〔%〕は相関するのか：図 4-6 の右）などを検定します。

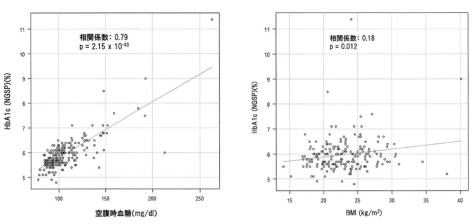

図 4-6　空腹時血糖値と HbA1c 値，BMI と HbA1c 値の相関

　ここで注目していただきたいのは「相関係数」です。**相関係数とは，2つの連続変数の関連の強さを評価する指標**です。相関係数は「0」から「1」までの値を取り，「0」は全く相関なし（無相関）を，「1」は完全に相関していることを示しています。

> **ポイント**
>
> 相関係数の値と相関の強さは以下の通り。
> - 0.2 未満：ほとんど相関なし
> - 0.2-0.4：弱い相関あり
> - 0.4-0.7：相関あり
> - 0.7 以上：強い相関あり

---

* 　body mass index（BMI）：「体格指数」と訳されるが，そのまま「BMI」と呼ばれることの方が多い。体重（kg）を身長（m）で2回除した値。例えば，体重 68 kg，身長 170 cm であれば，BMI は 23.5（68÷1.70÷1.70）となります。日本肥満学会の基準（2011年）では，BMI が 18.5 以上～25 未満を「普通体重」とし，18.5 未満を「低体重（やせ型）」，25 以上を「肥満」と定義しています。

　従って，**図 4-6** の左の例では，相関係数が「0.79」ですので，空腹時血糖値と HbA1c 値の間には強い相関があり，「$p=2.15\times10^{-43}$」（<0.05）ですので，両者の相関は統計学的に有意であると結論できます。

　一方，**図 4-6** の右の例では，相関係数が「0.18」ですので，BMI と HbA1c 値の間にはほとんど相関がないと結論できます。p 値は「0.012」で有意水準（p＝0.05）より低い値を示していますが，一般に p 値が有意水準（p＝0.05）より低い値を示した場合には，無相関（相関係数＝0）ではないことが示唆されているに過ぎません。

　図 4-6 の左右を比べると，左の方が実測値（○で表示）が色の直線[*]に近く，右ではより分散していることが分かります。このように，相関係数が「1」に近づけば近づくほど（より強い相関であればあるほど），実測値は直線に近づきます。全ての実測値が直線上に乗っていれば相関係数は「1」です。

　連続変数を扱うときには，それが正規分布しているか否かで，検定法が異なることを勉強しました。例えば，2 群間の連続変数の比較を行う場合，連続変数が正規分布していればステューデントの t 検定，非正規分布であればマン・ホイットニーの U 検定を用いましたね。

　相関を解析する場合も，連続変数が正規分布していれば「ピアソンの積率相関係数」，非正規分布であれば「スピアマンの順位相関係数」を求めます。

> **ポイント**
>
> ● 2 つの正規分布する連続変数の相関を評価するときは「ピアソンの積率相関係数」を用いる
> ● 2 つの正規分布しない連続変数の相関を評価するときは「スピアマンの順位相関係数」を用いる

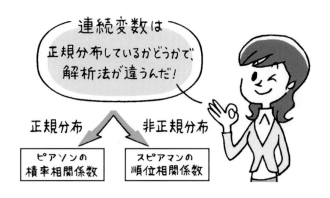

---

[*]　全ての実測値（○）からの距離の総和が最小になるように引かれた直線。最小二乗法によりコンピューターが自動的に計算して作図します。

ピアソンの積率相関係数

まずは，次の**練習問題 4-2** を解いてみましょう。

■ 練習問題 4-2

A 地区の成人男性 50 人の身長，体重，腹囲（臍レベル）を測定しました。そして，身長と体重の値から BMI を算出しました。これにより **Excel 07** に示す結果を得ました。

BMI と腹囲には，どの程度の相関がありますか？

	A	B	C
1	ID	BMI	腹囲
2	1	20.0	77.5
3	2	22.0	85.7
4	3	27.7	92.5
5	4	23.6	85.6
6	5	22.8	80.2
7	6	22.9	88.2
8	7	24.0	94.0
9	8	19.9	80.4
10	9	25.3	87.0
11	10	24.7	82.8
12	11	22.8	86.3
13	12	30.0	99.0
14	13	26.7	107.1

Excel 07　BMI と腹囲　

BMI も腹囲も肥満の有無・程度を表す指標ですので，互いに相関があるように思われます。相関係数を求めることにより，その相関が強いのか，弱いのかが分かります。

検定法選択

まず，Excel 07 のデータを EZR にインポート*します。なお，データセット名は任意ですが，「Dataset_BMI_腹囲」としました。

取り込んだデータについて正規性を検定します（**コラム 9**）。その結果，本例について，BMI も腹囲も正規分布をしていると判断できます（正規性の検定により，正規性は棄却されませんでした）。

従って，本例の相関の検定には「ピアソンの積率相関係数」を用います。

＊　取り込みたい Excel のデータ範囲を「選択」し「コピー」。R コマンダーのタブ「ファイル」＞「データのインポート」＞「ファイルまたはクリップボード，URL からテキストデータを読み込む」を選択。新規画面で任意のデータセット名（例：「Dataset_BMI_腹囲」）を入力，データファイルの場所を「クリップボード」，フィールドの区切り記号を「タブ」として「OK」。R コマンダーのデータセット欄に任意のデータセット名が表示されていることを確認（もしくは選択）します（📖おさらい▶p.29）。

解析

R コマンダーから，以下の順に選択します（**図 4-7**）。

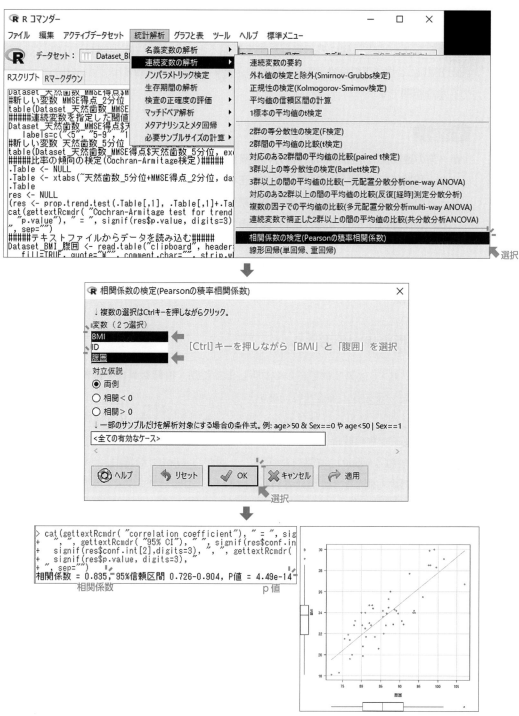

図 4-7　ピアソンの積率相関係数

®コマンダー タブ　統計解析 ＞ 連続変数の解析 ＞ 相関係数の検定（Pearson の積率相関係数）

次に現れる画面の「変数（2つ選択）」欄から，[Ctrl] キーを押しながら BMI と 腹囲 を選択し，「OK」とします。

結論

Rコマンダーの出力欄に表示された結果を見ると，相関係数は「0.835」ですので，腹囲とBMIには強い**正の相関**があると判断できます。p値は「4.49×10^{-14}」（<0.05）ですので有意な相関です。

> **ポイント**
>
> ● 一方の連続変数が増えれば，他方の連続変数も増える関係は「正の相関」と表現され，相関係数は「0」から「1」までの正の値を取る
> ● 一方の連続変数が増えれば，他方の連続変数が減る関係は「負の相関」と表現され，相関係数は「0」から「－1」までの負の値を取る

さらに，グラフ（ドットチャート）も自動的に作成されるので，腹囲とBMIの相関を視覚的に捉えることができます。

コラム 9 正規性の検定のおさらい

正規性の検定については第3章で詳しく説明しましたが，復習も兼ねて**練習問題4-2**のBMIと腹囲について，正規性の検定を行います。

まず，BMIについて，コルモゴロフ・スミルノフ検定を行います。Rコマンダーのタブ「統計解析」＞「連続変数の解析」＞「正規性の検定（Kolmogorov-Smirnov検定）」の順に選択します。次に現れる画面の「変数（1つ選択）」欄から「BMI」を選択し，「OK」とすると，Rコマンダーの出力欄に結果が表示されます（**図i**）。コルモゴロフ・スミルノフ検定でもシャピロ・ウィルク検定でも $p>0.05$ で（シャピロ・ウィルク検定ではギリギリですが），正規性は棄却されませんでしたので，正規分布していると見なしました。

コルモゴロフ・スミルノフ検定

シャピロ・ウィルク検定

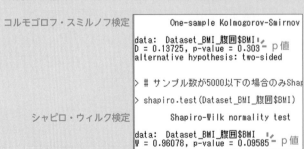
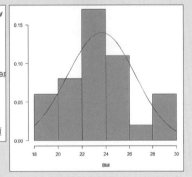

図i　コルモゴロフ・スミルノフ検定

※ $p<0.05$ のときは，正規性が棄却され，正規分布をしていないと判断。$p \geqq 0.05$ のときは正規性が棄却されず，正規分布していると判断。

QQ プロットについても作成してみます。タブ「グラフと表」＞「QQ プロット」を選択。新規画面「変数（1 つ選択）」欄を「BMI」とし，「OK」とすると，プロットが色で示された直線にほぼ沿っており，正規分布に従うと判断できます（**図 ii**）。

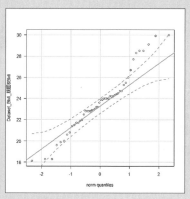

図 ii　QQ プロット

腹囲についても同様にして正規性の検定を行うと，コルモゴロフ・スミルノフ検定でもシャピロ・ウィルク検定でも p＞0.05 で，正規性は棄却されませんでしたので，正規分布と見なすことができます。

 相関（連続変数・非正規分布）

スピアマンの順位相関係数

先ほどの**練習問題 4-2** の例（**Excel 07 BMI と腹囲**）では連続変数が正規分布していたため，ピアソンの積率相関係数を求めましたが，ここでは練習のため，この例が正規分布していなかったとして，スピアマンの順位相関係数を求めてみましょう。

解析

R コマンダーから，以下の順に選択します（**図 4-8**）。

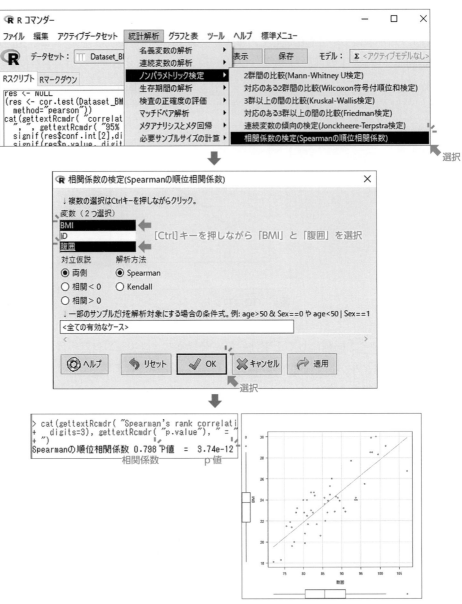

図 4-8　スピアマンの順位相関係数

Rコマンダー タブ 統計解析 ＞ ノンパラメトリック検定 ＞ 相関係数の検定（Spearman の順位
相関係数）

　次に現れる画面では，ピアソンの積率相関係数のときと同様に操作します。

　この結果，R コマンダーの出力欄には，相関係数「0.798」が表示され，腹囲と BMI に
は強い正の相関があると判断できます。p 値も「3.74e-12」（＝3.74×10⁻¹²）で有意な相関
です。

　さらに，グラフ（ドットチャート）も自動的に作成されるので，腹囲と BMI の相関を
視覚的に捉えることができます。

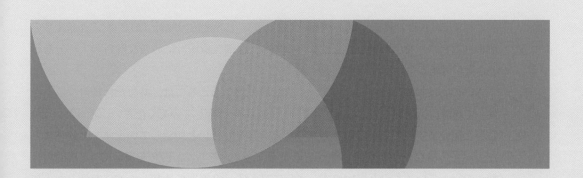

第 **5** 章

3 群以上の比較

これまで，p 値の意味，変数の種類（第 1 章），名義変数の解析（第 2 章），連続変数の解析（第 3 章）を学びました。これだけでも，保健医療統計に必要な解析の大部分を行うことが可能です。

本書の「はじめに」（p. iii）に，「本書を読み終わるころには，あなたは統計ソフトを使って統計解析を行っていると思います。その姿を想像してみてください。きっと，うれしいと思います。私も読者のそのような姿を拝見したいと切望しています」と述べました。現在のあなたの状況はいかがでしょうか？　おそらく，EZR を用いて「2 群間の比較」を行っているものと思います。さらに言えば，「2 群間の比較」の方法を学んだ人にとっては，「3 群間以上の比較」も容易に理解できます。

「2 群間の比較」ができれば「3 群間以上の比較」もカンタン

これまで学んだ 2 群間の比較というのは，例えば，肺がんの頻度について《非喫煙者》と《喫煙者》を比較するというものでしたが，3 群間の比較は，例えば，《非喫煙者》《喫煙経験者（中断者）》《喫煙者》の 3 グループを比較するような場合がこれに当たります。

図 5-1 は，連続変数の群間比較において，正規分布か否か，比較する群の数，独立しているか対応しているかに応じて，選択される検定法を示したものです。ここまで学んでこられたあなたにとって，この一覧表を見ただけで「3 群間以上の比較」も EZR を用いて容易に解析可能なことが想像できると思います。

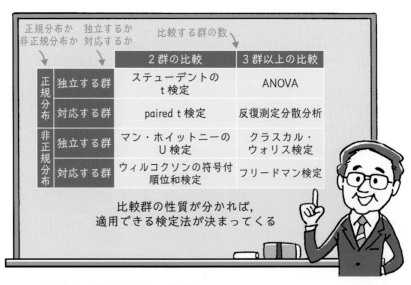

図 5-1　連続変数の群間比較に用いる検定法

EZR における 3 群以上の間の検定法の選択の流れを**図 5-2** に示します。

調べたいデータセットの連続変数が**正規分布**している場合には，R コマンダーのタブ　統計解析 ＞ 連続変数の解析 を選択すると，図 5-1 の表の上側の検定法「ANOVA」「反復測定分散分析」の名前が出てきます。

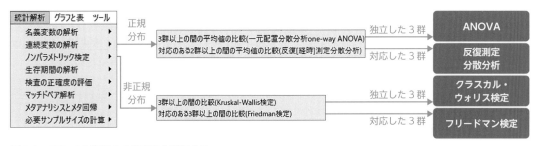

図 5-2　EZR で 3 群以上の検定法を選択する

　一方，連続変数が**非正規分布**の場合には，タブ　統計解析　＞　ノンパラメトリック検定　を選択すると，図 5-1 の表の下側の検定法「Kruskal-Wallis 検定」「Friedman 検定」の名前が出てきます。

　比較する群が，独立しているか，対応しているかにより，目的の検定法を選択すると，その後の操作は，これまで勉強した 2 群間の解析とほぼ同じです。

3 群以上

ANOVA，反復測定分散分析，クラスカル・ウォリス検定，フリードマン検定

　それでは，3 群間の比較をやってみましょう。ここでは，第 4 章の「コクラン・アーミテージ検定」で取り上げた**練習問題 4-1** の例（**Excel 06 天然歯数と MMSE 得点**）を用いて**練習問題 5-1** を作成しましたので，解いてみてください。

■ 練習問題 5-1

　T 町の高齢者 210 人（男性 103 人，女性 107 人；年齢 74〜87 歳，平均年齢 78.1 歳）を対象に，天然歯の本数と認知機能の関係を調査しました。天然歯の本数は歯科医が評価し，認知機能はミニ・メンタル・ステート試験（MMSE）を用いて評価しました。これにより **Excel 06** に示す結果を得ました。

	A	B	C
1	ID	天然歯数	MMSE得点
2	1	13	29
3	2	22	28
4	3	0	28
5	4	0	29
6	5	5	13
7	6	21	26
8	7	0	21
9	8	6	18
10	9	2	26
11	10	20	26
12	11	8	27
13	12	0	25
14	13	4	24

Excel 06　天然歯数と MMSE 得点（再掲）

天然歯数が少ないほど，認知機能（MMSE 得点）は有意に低いと言えますか？

ただし，天然歯数は「5 本未満」「5 本以上 10 本未満」「10 本以上 15 本未満」「15 本以上 20 本未満」「20 本以上」の 5 つのグループに分けて評価してください。

検定法選択

今回は，天然歯数をいくつかの群（カテゴリー変数〔順序変数〕）に分け，連続変数である MMSE 得点について，まず，群間に有意差があるか，次に，どの群間に有意差があるか，ということを見ていきます。

まず，**練習問題 4-1** で Excel 06 から EZR にインポートしたデータセット「Dataset_天然歯数_MMSE 得点」を選択し[*1]，比較する MMSE 得点が正規分布するかどうかについて分析します。その結果，**正規分布しない**ことが確認されました[*2]。

次に，天然歯数により，複数の群にグループ分けしていきます。また，この場合にはそれぞれの群に含まれる方は全て別人（同一人物でない）となりますので，比較群は**独立**しています。

仮に 2 群に分けた場合（例えば，天然歯数《20 本以上》《20 本未満》の 2 群）には，2 群間の比較（検定）になりますので，検定法としてマン・ホイットニーの U 検定を用います。3 群以上に分けた場合には，クラスカル・ウォリス検定を用います。ここでは，コクラン・アーミテージ検定の解説で取り上げた**練習問題 4-1** のときと同じく，天然歯数を《＜5》《5-9》《10-14》《15-19》《20≦》の **5 群**（5 分位）に分け，**クラスカル・ウォリス検定**を用います[*3]。

5 群に分けた変数については，**練習問題 4-1** で作成した変数「天然歯数_5分位」をそのまま用いることができます（📖 おさらい ▶ p.74）。

解析

R コマンダーから，以下の順に選択します（**図 5-3**）。

---

*1 EZR で過去に取り込んだものを使用する場合は，R コマンダーのデータセットをクリックすると，「データセットの選択」から過去にインポートしたものを選択できます。

*2 正規性の検定（コルモゴロフ・スミルノフ検定）：R コマンダーのタブ「統計解析」＞「連続変数の解析」＞「正規性の検定（Kolmogorov-Smirnov 検定）」を選択，新規画面「変数（1 つ選択）」欄から「MMSE 得点」を選択，「OK」とすると，検定結果が出力欄に表示（少数の場合，シャピロ・ウィルク検定の結果も表示）され，本例は p＜0.05 となり，正規性が棄却されます（非正規分布）（📖 おさらい ▶ p.43）。

*3 ここで，天然歯数で 5 群に分けた場合，「それぞれの群の MMSE 得点につき正規性の検定が必要か？」という疑問が生じます。各群について正規性の検定を行うのが理想的ですが，一般的には，5 群をまとめて正規性の検定を行い正規性が否定されれば，各群の全てが正規分布する可能性は極めて小さくなります。練習問題 5-1 の各群でも正規性は否定されました。なお，クラスカル・ウォリス検定は，どのような分布にも（正規分布でも非正規分布でも）適用できる検定法です。ただし，正規分布している場合には，ANOVA を用いた方が統計学的検出力が上がります（有意になりやすい）。

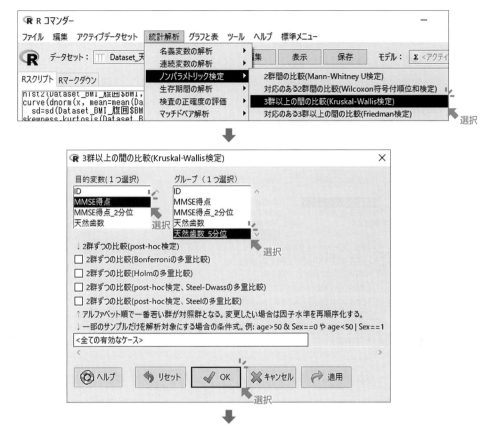

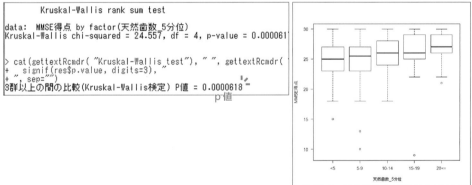

図5-3　クラスカル・ウォリス検定

® コマンダー タブ 統計解析 ＞ ノンパラメトリック検定 ＞ 3群以上の間の比較（Kruskal-Wallis 検定）

　次に現れる画面の「目的変数（1つ選択）」欄から MMSE 得点，「グループ（1つ選択）」欄から 天然歯数_5分位 を選択し，「OK」とすると，出力欄に青字でp値が表示され，「箱ひげ図」も自動的に作成されます。

　p値は「0.0000618」（＜0.05）ですので，天然歯数の多寡で分けた **5群間**には MMSE 得点に有意差があることが分かります。しかし，どの群間に有意差があるのかは，これだけで

は分かりません。

　5群間のどこに有意差があるかについて，2組ずつ比較をしていく検定法「多重比較」により解析していきます。

　先ほどと同様に，統計解析 ＞ ノンパラメトリック検定 ＞ 3群以上の間の比較 (Kruskal-Wallis 検定) を選択して現れる画面で，「2組ずつの比較（Bonferroni の多重比較）」を選択し，「OK」とします（図5-4）。すると，出力欄に結果が表示されます。

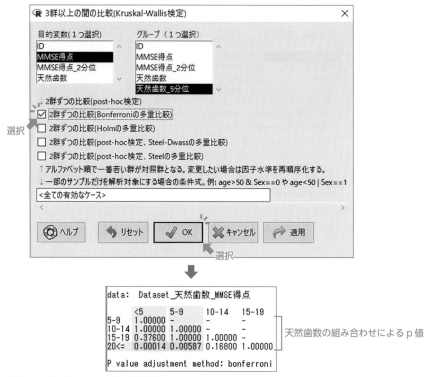

図5-4　ボンフェローニの多重比較

　多重比較を行う場合にはp値を補正する必要があり，種々の補正法がありますが，ここではこのボンフェローニ補正を行っています（コラム10）。

結論

　これにより以下の結論が導かれました。

① 天然歯数が「20本以上ある人」は，「5本未満の人」に比べて，MMSE得点が有意に高い（p＝0.00014）

② 天然歯数が「20本以上ある人」は，「5〜9本の人」に比べて，MMSE得点が有意に高い（p＝0.00587）

③ その他の群間には有意差はない

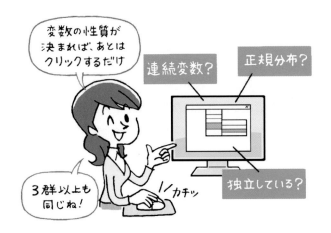

● コクラン・アーミテージ検定と何が違うか

　ここで,「コクラン・アーミテージ検定」と今回の「クラスカル・ウォリス検定」の違いについて復習します。

　両者のグラフを比較すると,横軸（X 軸）は「天然歯数（5 分位）」で同じです。一方,縦軸（Y 軸）は,**コクラン・アーミテージ検定では「認知機能正常者（MMSE 27 点以上）の割合」（カテゴリー変数〔名義変数〕）ですが,クラスカル・ウォリス検定では「MMSE 得点」（連続変数）** です。

　コクラン・アーミテージ検定では,天然歯数が減るにつれて（あるいは増加するにつれて）,認知機能正常者の割合が減る（あるいは増える）という一定の傾向があるのか否かを検定します。一方,クラスカル・ウォリス検定は,天然歯の多寡により分けた 5 群間でMMSE 得点に有意差があるか否かを検定します。

　ここでは「3 群間以上の比較」として,クラスカル・ウォリス検定を例に挙げ解説しましたが,ここまで学んできた読者の多くは,他の検定法（ANOVA,反復測定分散分析,フリードマン検定）も容易にできるものと確信しています。

コラム⑩　多重比較および p 値の補正

● 多重比較では p 値の補正が必要

　第 1 章の「p 値って何?」で,「比較する群が等しい（差はない）」という仮説（帰無仮説）が棄却され,「群間に有意な差がある」と判断できるのは,「得られる p 値」が「0.05」を下回る場合だということ学びました。

　ただし,複数の検定を繰り返す場合には,同じように有意差を判定すると,本来は差がなくても,偶然,有意差が出てしまうということが起こる確率が増えていきます。

例えば，箱の中にビー玉が20個入っていて，そのうちの1個が赤いビー玉だとします。目隠しをして箱の中のビー玉を1回だけ取ると，赤いビー玉を取る確率は5%です。もし，ビー玉を戻して再度繰り返せば，赤いビー玉をどちらかで取る確率は10%弱に上がります。

同様に，検定を繰り返すと，有意になる確率が上昇します。複数の検定を繰り返しても，同じ厳密性を保って有意差を判定するためには，各検定で得られる「p値の補正」を行う必要があるのです。

● ボンフェローニ補正

補正法には数種類ありますが，最も保守的な補正法はボンフェローニ補正です。「保守的な」というのは，「最も厳しい」「最も有意になりにくい」という意味です。逆に，ボンフェローニ補正をして有意差が出れば，他の補正法でも有意差が認められます。

具体的には，得られたp値に実施した検定の繰り返し数を乗じます。例えば，3群間の比較では，各2群間の比較を計3回行いますので，各p値に3を乗じます。図iに示す例では，A群とB群の群間は「p=0.04」ですが，ボンフェローニ補正をすると「p=0.04×3=0.12」になり，有意差はないという判定になります。

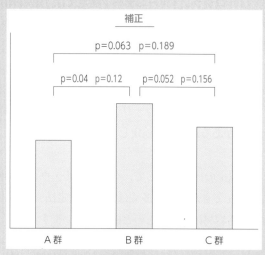

図i　ボンフェローニ補正の例

さて，今回の**練習問題5-1**ですが，天然歯数5群間の比較に当たり，まず，群間に差があるか解析（クラスカル・ウォリス検定）し，次に，どの群間に差があるのか，2群間比較を繰り返して解析（多重比較）しました。クラスカル・ウォリス検定は5群全体の解析なので，得られたp値に補正の必要はありません。一方，多重比較では検定を繰り返すことになるので，p値の補正が必要となります。

今回は，この比較に対し，前述のボンフェローニ補正による多重比較（EZRでは「2組ずつの比較〔Bonferroniの多重比較〕」）を用いました。

第6章

多変量解析

多因子が関わる健康影響評価には多変量解析が必要

　病気は大別すると，単一遺伝子病と多因子疾患に分けることができます。

　単一遺伝子病とは単一の遺伝子の異常によって発症する病気です。例えば，X染色体上にある血液凝固第Ⅷ因子遺伝子の異常により血友病Aが男児に発症します。また，第4染色体上にあるハンチンチン遺伝子の異常により男女にハンチントン病が発症します。つまり，特定の遺伝子異常と病気の発症には1：1の対応関係があります。いわゆる，「遺伝病」と呼ばれる疾患の多くは単一遺伝子病です。

　一方，多因子疾患は，生活習慣（食事，運動，喫煙，睡眠など），環境要因，遺伝的素因など複数の因子が複雑に影響して発症する病気です（図6-1）。**多因子疾患の代表は生活習慣病と総称される疾患**です。例えば，生活習慣病の代表とも言える糖尿病の発症には，肥満，過食，運動不足，遺伝的素因など，複数のさまざまな因子が関与することが分かっています。その他，高血圧，脂質異常症，脳卒中，心筋梗塞，認知症を来す疾患（アルツハイマー病など），ある種のがん（例えば，大腸がん）など，有病率の高い疾患の多くは多因子疾患と考えられています。保健医療職が扱う病気のほとんどは多因子疾患です。

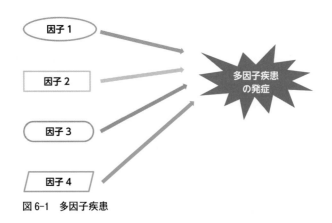

図6-1　多因子疾患

　このように，人の健康に影響する因子は単一であることは少なく，ほとんどの場合，複数の因子がいろいろな程度に影響します。そのような**健康に影響する複数因子の解析には多変量解析が必要**になります。今回は，この多変量解析を勉強しましょう。

　多変量解析は，ある健康状態あるいは病気に対して，さまざまな因子がどれくらい影響しているのかを調べるというものですが，この**健康状態あるいは病気を「目的変数」，因子を「説明変数」と呼びます**（図6-2）。

　保健医療の分野では，多変量解析のうち，「ロジスティック回帰分析」と「重回帰分析」がよく用いられています。この2つの検定法の使い分けで重要な点は，目的変数が名義変数（二値の名義変数：例えば，疾患の《あり》《なし》など）であるのか，あるいは連続変数であるのか，という点です。

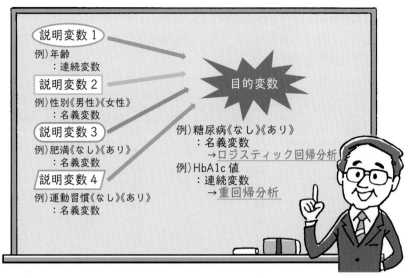

図 6-2　多変量解析（重回帰分析，ロジスティック回帰分析）

ポイント

● 多因子が関わる健康評価には「多変量解析」が必要
● 健康状態あるいは病気を「目的変数」，因子を「説明変数」という
● 目的変数が二値の名義変数であれば「ロジスティック回帰分析」を用いる
● 目的変数が連続変数であれば「重回帰分析」を用いる

　ただし，連続変数が正規分布しない場合には，そのままの形では重回帰分析は使えませんのでご注意ください（後程，解説します〔p.97〕）。

多変量解析を行ってみよう

 多変量解析（名義変数）

ロジスティック回帰分析

　それでは，練習問題を解いて練習してみましょう。第 4 章の「コクラン・アーミテージ検定」で取り上げた**練習問題 4-1** の天然歯数と認知機能の関係のデータに，認知機能と関係しそうな因子をさらに加えた例を用意しました。

■ 練習問題 6-1

　T 町の高齢者 210 人（男性 103 人，女性 107 人：年齢 74〜87 歳，平均年齢 78.1 歳）を対象に，ミニ・メンタル・ステート試験（MMSE），天然歯の本数，BMI，HbA1c を計測しました。また，問診により学校教育を受けた年数（教育年数）も調査しました。これに

より **Excel 08** に示す結果を得ました。

　これらの検査・調査項目のうち，認知機能正常者（MMSE 得点：27〜30 点）の割合と関連する項目はどれですか？

▲	A	B	C	D	E	F	G	H
1	ID	年齢	性別_女.男.0.1	MMSE得点	天然歯数	教育年数	BMI	HbA1c
2	1	86	0	29	13	12	26.1	5.8
3	2	85	0	28	22	12	17	5.5
4	3	86	1	28	0	9	14.1	5.5
5	4	86	1	29	0	12	21.1	5.8
6	5	86	1	13	5		19.3	6
7	6	86	0	26	21	9	24.2	6
8	7	86	0	21	0	8	18.2	5.1
9	8	86	0	18	6		21	6.4
10	9	86	1	26	2		28.1	6.7
11	10	86	1	26	20	8	21.2	7.1
12	11	86	1	27	8	8	18.5	6
13	12	86	0	25	0		17.5	5.8
14	13	86	1	24	4	6	24	5.2

Excel 08　MMSE 得点と関連を調べる因子 [web]

検定法選択

　MMSE の得点は 30 点満点で，27〜30 点のときは認知機能正常，27 点未満のときは認知機能低下と見なすことができます。従って，この練習問題における目的変数は，《認知機能正常》と《認知機能低下》の二値の名義変数です。**名義変数に関連する因子を調べる多変量解析として，ロジスティック回帰分析を用います。**

　ここで，「MMSE 得点は連続変数なので，重回帰分析を使えるのではないか」と思った方もいるかと思います。このデータの MMSE 得点は **練習問題 4-1 の例（Excel 06　天然歯数と MMSE 得点）** と同じなのですが，**練習問題 4-1 で確認したように正規分布しません**。このデータも同様に正規分布しませんので，確認してみてください。正規分布しない場合は重回帰分析が使えませんので，本例では MMSE 得点を 2 群に分けて，ロジスティック回帰分析を用います（**コラム 11**）。

　また，目的変数に影響しうる因子（説明変数）としては，「年齢」「BMI」「教育年数」「性別」「HbA1c」「天然歯数」の 6 つが示されています。

コラム⑪　多変量解析を行う上での注意点
目的変数が正規分布していない場合

　多変量解析を行うに当たり，目的変数が正規分布していないと，そのままでは重回帰分析を行うことができません。

　その場合には，目的変数を「対数変換」するという手法がしばしば用いられます。対数変換すると正規分布に従うようになる，あるいは正規分布に近似するようになることがしばしばあります。ただし，結果の表記を行う際は対数変換する前の形に戻さないと，分かりにくくなります。

　もう一つの方法は，目的変数である連続変数を名義変数（カテゴリー変数）に変換することです。連続変数が二値のカテゴリー変数（二値の名義変数）に変換された目的変数は，ロジスティック回帰分析を用いて解析することが可能です。ただし，連続変数をカテゴリー変数に変換すると，一般には，検出力が下がる（有意になりにくい）ということがあります。

変数の操作─2群に分けた変数を作成

　まず，Excel 08 のデータを EZR にインポート[1]します。なお，データセット名は任意ですが，「Dataset_MMSE得点_多変量解析」としました。

　MMSE 得点は連続変数ですが，閾値「27」で2分位し，二値の名義変数に変換しておく必要があります。

　練習問題 4-1 と操作は同様になりますが，改めて2群に分けた変数を作成していきます。R コマンダーのタブ アクティブデータセット ＞ 変数の操作 ＞ 連続変数を指定した閾値で2群に分けた新しい変数を作成する を選択（図 6-3）。現れる画面の「連続変数を1つ選択」欄から MMSE 得点 を選択し，「新しい変数名」欄に任意の変数名（今回は，「MMSE得点_2分位」と入力），「連続変数を分割する閾値」欄に「27」を入力，「閾値」欄のラジオボタン（黒丸のボタン）が「≧（以上）」を選択していることを確認し，「OK」とします。

　すると，R コマンダーの出力欄に青字で数字が表示されます。「1」は MMSE 得点≧27《認知機能正常者》（89 人），「0」はそれ以外，つまり MMSE 得点＜27《認知機能低下者》（121 人）を表します[2]。

　これで，MMSE 27点を閾値として，《認知機能正常者》と《認知機能低下者》の2分位（二値の名義変数）に分けることができました。

---

*1　取り込みたい Excel のデータ範囲を「選択」し「コピー」。R コマンダーのタブ「ファイル」＞「データのインポート」＞「ファイルまたはクリップボード，URL からテキストデータを読み込む」を選択。新規画面で任意のデータセット名（例：「Dataset_MMSE得点_多変量解析」）を入力，データファイルの場所を「クリップボード」，フィールドの区切り記号を「タブ」として「OK」。R コマンダーのデータセット欄に任意のデータセット名が表示されていることを確認（もしくは選択）します（おさらい▶p.29）。

*2　「〈NA〉」が表示される場合は欠損値を表し，「0」であれば欠損値は含まれません。

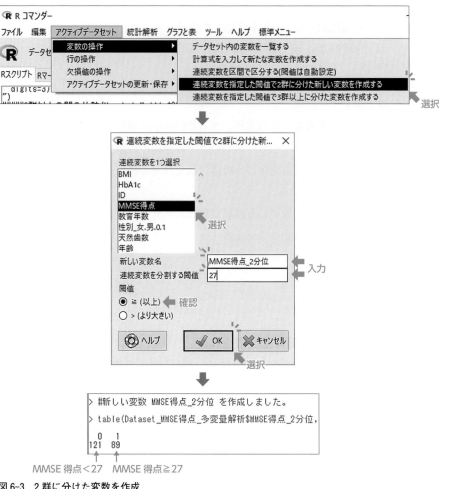

MMSE 得点＜27　　MMSE 得点≧27

図 6-3　2 群に分けた変数を作成

解析

　ロジスティック回帰分析を行っていきます。R コマンダーから，以下の順に選択します（図 6-4）。

> Ｒコマンダー タブ 統計解析 ＞ 名義変数の解析 ＞ 二値変数に対する多変量解析（ロジスティック回帰）

　次に現れる画面の「変数（ダブルクリックして式に入れる）」欄の「MMSE得点_2分位」をダブルクリックすると，「モデル式」の「目的変数」欄に「MMSE得点_2分位」が表示されます。同様に，「変数（ダブルクリックして式に入れる）」欄から「BMI」「HbA1c」「教育年数」「性別_女.男.0.1」「天然歯数」「年齢」を，順次ダブルクリックすると，「モデル式」の「説明変数」欄に，「BMI」「HbA1c」「教育年数」「性別_女.男.0.1」「天然歯数」「年齢」が表示されます。各説明変数の間にあるプラス記号（＋）は自動的に表示されます。そして，「OK」とします。

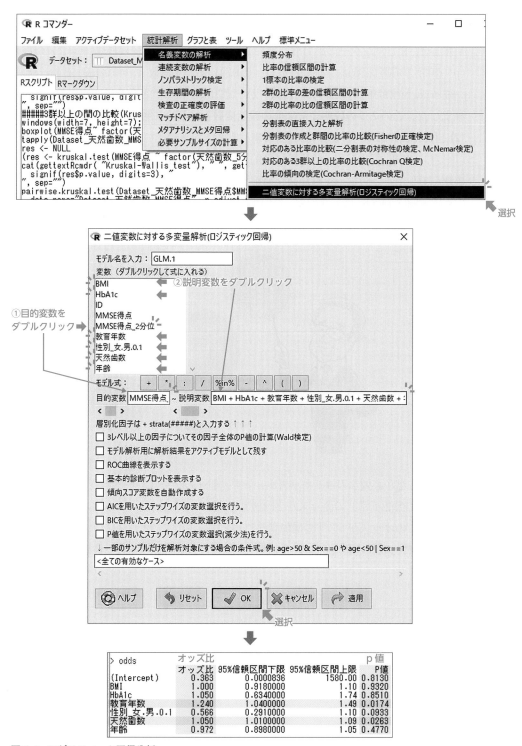

図 6-4　ロジスティック回帰分析

結論

　すると，Rコマンダーの出力欄に結果が表示されます。p値の列を見ますと，0.05未満（p＜0.05）の説明変数は，教育年数（p＝0.0174）と天然歯数（p＝0.0263）です。

　従って，「教育年数」と「天然歯数」が「認知機能正常」と有意に関連することが示されました。**この2つの説明変数は他の説明変数とは互いに独立に（交絡せずに；コラム12），「認知機能正常」と有意に関連**します。

　一方，「BMI」「HbA1c」「性別」「年齢」は，「認知機能正常」と有意な関連は認められませんでした。一般に，年齢が高くなるとMMSE得点は低くなりますが，今回の対象者の年齢範囲は74〜87歳ですので，この年齢範囲では年齢とMMSE得点には有意な関連は認められませんでした。

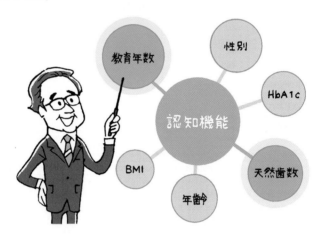

　さて，注意が必要なのは「オッズ比」です。前述の結果は，教育年数が1年長くなるごとに「認知機能正常」のオッズが24％ずつ増加し，天然歯数が1本増えるごとに「認知機能正常」のオッズが5％ずつ増加することを意味します。オッズについては，**コラム13**で解説します。「リスク（危険度）」に似ていますが，異なりますので注意が必要です。

コラム⑫　交絡因子

「交絡する」という意味について，例を挙げて説明します。

　ある町の成人男性を調査し，「飲酒習慣のある人は非飲酒者と比べ，有意に肺がんの発症率が高い」という結果が出たとします。この結果は，一見，飲酒が肺がんの発症要因のように見えます。しかし，飲酒者には喫煙習慣のある人が多いので，実際には喫煙が肺がんの大きな発症要因になっており，飲酒習慣との関係について調べるためには喫煙習慣の影響を取り除く必要があります（図ⅰ）。このとき，**喫煙習慣は肺がん発症において飲酒習慣に「交絡」****しており，これを「交絡因子」といいます。**

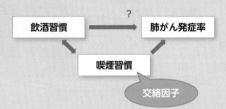

図ⅰ　交絡因子

　交絡因子の影響を除去（補正）する方法の一つは，対象集団を交絡因子で層に分けて考えることです（図ⅱ）。飲酒者の集団をさらに喫煙者と非喫煙者に分けると，「飲酒かつ喫煙者」では「飲酒かつ非喫煙者」に比べ，肺がん発症率が有意に高いが，「飲酒かつ非喫煙者」の肺がん発症率は「非飲酒かつ非喫煙者」と有意差がないことが分かりました。つまり，この例では，交絡因子である喫煙習慣の影響を取り除くと（補正すると），飲酒習慣と肺がん発症率には有意な関係はないことが分かりました。

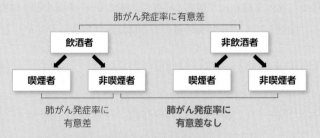

図ⅱ　対象集団を層別化して交絡因子を除去してみると

　交絡因子の影響を除去するもう一つの方法は，多変量解析を用いることです。説明変数の中に，交絡すると思われる因子（前述の例では喫煙習慣）を入れておくと，その因子の影響を除去（補正）できます（統計学的な交絡因子の補正）。

コラム⓭ オッズ，オッズ比，リスク，リスク比

オッズは，ある事象（病気など）が起こる頻度を，その事象が起こらない頻度で除した数字です。オッズ比は，2つの群のオッズの比であり，ある事象の起こりやすさを2群間で比較するときに使用するものです。

例を**図 i** に示します。喫煙者および非喫煙者それぞれ100人に肺がんの検査を行い，喫煙者40人に肺がんが見つかりました（従って，残りの喫煙者60人には肺がんなし）。一方，非喫煙者では10人に肺がんが見つかりました（残りの非喫煙者90人には肺がんなし）。

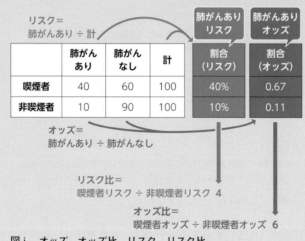

図 i　オッズ，オッズ比，リスク，リスク比

この場合，喫煙者の肺がんありのオッズは0.67（＝40÷60），非喫煙者の肺がんありのオッズは0.11（＝10÷90）となります。喫煙者群と非喫煙者群の肺がんの発症しやすさを比較するオッズ比は6（＝0.67÷0.11）となります。

オッズ比が1のときは群間の肺がんの発症しやすさは等しく，1以上のときは前述のように喫煙者の方が非喫煙者に比べて肺がんが発症しやすく，逆に0～1未満のときは喫煙者の方が非喫煙者に比べ肺がんが発症しにくい（非喫煙者の方が肺がんが発症しやすい）という結論になります。

ちなみに，リスク（危険度）およびリスク比（相対危険度，相対リスク）は，ある群の中で，事象が発生する単純な割合のことを指します。

オッズ比とリスク比は，共に2群間の事象（病気など）の起こりやすさを比較する指標で，似ています。しかし，同じではありませんので注意が必要です。

例えば，**図 i** ではリスク比＝4は「喫煙者は非喫煙者に比べて，肺がんが4倍発症しやすい」と言うことができます。一方，オッズ比＝6は「喫煙者は非喫煙者に比べて，肺がんが発症しやすい」と言うことはできますが，「喫煙者は非喫煙者に比べて，肺がんが6倍発症しやすい」と言うことはできません。

多変量解析（連続変数・正規分布）

重回帰分析

次は，ロジスティック回帰分析と同様に保健医療分野でよく用いられる多変量解析である，重回帰分析について勉強します。**練習問題 6-2** を解いてみましょう。

■ 練習問題 6-2

高血圧は脳卒中や心筋梗塞の重大な危険因子の一つであるため，高血圧対策は地域の保健行政にとって極めて重要です。そこで，A 地区の成人男性 200 人を対象に，年齢，BMI，腹囲，血圧（収縮期血圧），喫煙歴を調査しました。これにより **Excel 09** に示す結果を得ました。

この集団において，収縮期血圧と有意に関連する調査項目はどれですか？

	A	B	C	D	E	F
1	ID	年齢	BMI	腹囲	収縮期血圧	喫煙歴
2	1	58	18	70	142	1
3	2	65	23.3	84	126	1
4	3	63	19.7	79	123	0
5	4	67	24.5	88	113	1
6	5	69	22.2	83.5	138	0
7	6	48	22.9	75	124	0
8	7	64	19.2	76	107	0
9	8	66	22	81	146	0
10	9	56	20.7	73.5	155	0
11	10	64	22.5	81	120	0
12	11	60	22.3	78	123	0
13	12	68	19.6	72.5	106	0
14	13	68	20	70	128	0

Excel 09　収縮期血圧と関連を調べる因子　[web]

検定法選択

この練習問題では，関連する調査項目を調べるために多変量解析を行います。まず，「収縮期血圧」が目的変数です。また，「BMI」「喫煙歴」「年齢」「腹囲」が説明変数となります。収縮期血圧は連続変数ですので，正規分布していれば多変量解析として重回帰分析を用いますので，まずは収縮期血圧が正規分布しているか否かを確認します。

Excel 09 のデータを EZR にインポートします*。なお，データセット名は任意ですが，

＊　Excel のデータ範囲を「選択」し「コピー」。R コマンダーのタブ「ファイル」＞「データのインポート」＞「ファイルまたはクリップボード，URL からテキストデータを読み込む」を選択。新規画面で任意のデータセット名（例：「Dataset_収縮期血圧_多変量解析」）を入力。データファイルの場所を「クリップボード」，フィールドの区切り記号を「タブ」として「OK」。R コマンダーのデータセット欄に任意のデータセット名が表示されていることを確認（もしくは選択）します（📖おさらい ▶ p.29）。

「Dataset_収縮期血圧_多変量解析」としました。

まず，収縮期血圧が正規分布するかどうかについて分析し，正規分布することが確認されました[*]。

解析

さて，いよいよ重回帰分析です。R コマンダーから，以下の順に選択します（**図 6-5**）。

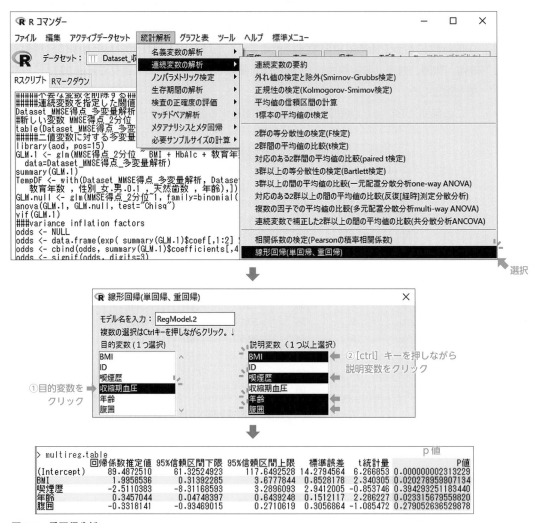

図 6-5　重回帰分析

Rコマンダー タブ　統計解析 ＞ 連続変数の解析 ＞ 線形回帰（単回帰，重回帰）

---

[*]　正規性の検定（コルモゴロフ・スミルノフ検定）：R コマンダーのタブ「統計解析」＞「連続変数の解析」＞「正規性の検定（Kolmogorov-Smirnov 検定）」を選択，新規画面「変数（1つ選択）」欄から「収縮期血圧」を選択，「OK」とすると，検定結果が出力欄に表示（少数の場合シャピロ・ウィルク検定の結果も表示）され，本例は p≧0.05 となり，正規分布していると判断できます。
　正規性の検定（QQ プロット）：R コマンダーのタブ「グラフと表」＞「QQ プロット」を選択，新規画面「変数（1つ選択）」欄を「収縮期血圧」とし，「OK」。全てのプロットが色で示された直線にほぼ沿っており，正規分布していると判断できます。

　次に現れる画面の「目的変数（1つ選択）」欄から 収縮期血圧 を選択し，「説明変数（1つ以上選択）」欄から BMI ，喫煙歴 ，年齢 ，腹囲 （ID と収縮期血圧以外の全て）を選択し，「OK」とします。すると，R コマンダーの出力欄に結果が表示されます。

結論

　4 項目の説明変数のうち，p 値が 0.05 未満（p＜0.05）の項目は，「BMI」（p＝0.02027896）と「年齢」（p＝0.02331568）の 2 項目。つまり，**収縮期血圧と有意に関連していたのは「BMI」と「年齢」** でした。多変量解析では交絡因子（ おさらい ▶ p.101）は補正されますので，**「BMI」あるいは「年齢」は，他の 3 つの説明変数とは独立に収縮期血圧と関連している** と言うことができます。

　以上をまとめると，「ある地域の 200 人の成人男性の収縮期血圧，BMI，喫煙歴，腹囲，年齢を調査した結果，収縮期血圧と有意に独立に関連していたのは，BMI と年齢」でした。

　ここで，「BMI」「年齢」が，どの程度，収縮期血圧と関係しているのかについても見ていきましょう。

　回帰分析では，説明変数間の関係を 1 次方程式（Y＝aX＋b）の形で表現することができます。そこで，「BMI」と「年齢」の 2 つを説明変数として，再度，重回帰分析を行うと，**図 6-6** の結果が得られました。結果から，BMI と年齢から収縮期血圧を推測する以下の式（回帰式）が得られています。

```
> multireg.table
              回帰係数推定値 95%信頼区間下限 95%信頼区間上限     標準誤差   t統計量              P値
(Intercept)    79.8374459   切片11275975   104.5621321  12.5373708  6.367958  0.00000000132099
BMI             1.2324745   BMIの係数52      1.9505055   0.3640985  3.385003  0.00085895762766
年齢            0.3366726   年齢の係数35     0.6329579   0.1502401  2.240898  0.02614890533255
```

図 6-6　重回帰分析（説明変数「BMI」「年齢」について再分析）
※図 6-5 と同様に操作し，説明変数として「BMI」と「年齢」のみを選択する。

収縮期血圧の推測値＝79.8＋1.2×BMI＋0.3×年齢

　この回帰式の意味は，「BMI」が 1 増すごとに収縮期血圧が 1.2 mmHg 上昇（つまり，「BMI」が 5 増せば，収縮期血圧は 1.2×5＝6 mmHg 増加）すること，および，「年齢」が 1 歳上がるごとに収縮期血圧が 0.3 mmHg 上昇（つまり，「年齢」が 10 歳上がれば，収縮期血圧は 0.3×10＝3 mmHg 上昇）することが分かります。

　例えば，BMI が 26，年齢が 78 歳の男性の収縮期血圧は，以下のように推定されます。

79.8＋1.2×26＋0.3×78＝134.4（mmHg）

● 説明変数は何個まで回帰式に入れることが可能か？

重回帰分析

今回の**練習問題 6-2** では，説明変数は 5 個でした。しかし，自治体や職場の健診では，身体測定，問診，医師の診察，血液・生化学検査，尿検査，心電図，胸部 X 線検査，便潜血検査など多数の検査や診察が行われます。血液・生化学検査だけでも検査項目は 10 以上ありますので，総計すると数十の検査項目になります。

これら全ての検査項目を説明変数として回帰式に入れることはできません。一般に，「総症例数を 15 で割った数まで」入れることが認められています。

今回の練習問題では，総症例数は 200 例ですので，説明変数は 13 個（≒ 200÷15）まで入れることが可能です。

ロジスティック回帰分析

一方，ロジスティック回帰分析では，目的変数であるイベントの《あり》と《なし》（二値の名義変数）の症例数の小さい方の数を 10 で割った数まで説明変数として回帰式に入れることができます。

練習問題 6-1 では，目的変数は《認知機能正常（MMSE≧27）》と《認知機能低下（MMSE＜27）》の二値変数（二値の名義変数）です。**図 6-3** に示すように「認知機能正常」89 人，「認知機能低下」121 人ですので，小さい方の数は 89 です。従って，説明変数は 8 個（≒ 89÷10）まで入れることができます。

> **ポイント**
>
> 回帰式に入れられる説明変数の数は以下の通り
> ● 重回帰分析：総症例数を 15 で割った数まで
> ● ロジスティック回帰分析：目的変数（二値変数）のイベント《あり》と《なし》の症例数の小さい方の数を 10 で割った数まで

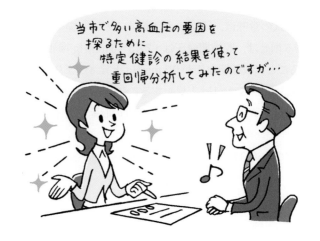

当市で多い高血圧の要因を探るために特定健診の結果を使って重回帰分析してみたのですが…

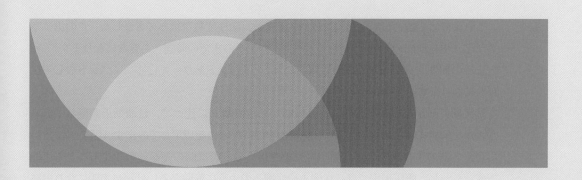

第7章

生存期間の比較

これまでは変数として，連続変数，名義変数，順序変数を扱ってきました。この第7章で学ぶ「生存期間の比較」では，「イベントが起こるまでの時間」も変数になります。「死亡までの期間」を調査項目にした場合には，「イベントあり＝死亡」，「イベントなし＝生存」になります。

例えば，肺がんの新薬Aが，従来の肺がん治療薬Bに比べて，延命効果が優れているか否かを解析するため，5年間の追跡調査を行った場合を想定してみます（**図7-1**）。この場合，各群の生存期間の平均値や中央値を用いて，両群間の差を比較をすることも可能です。しかし，臨床現場では，症例4や症例7のように転院あるいは消息不明になり追跡調査が不可能になる症例も少なくなく，そのような症例は除外して解析しなければなりません。一方，「生存期間の比較」では，このような症例も除外せずに解析に入れることができます。

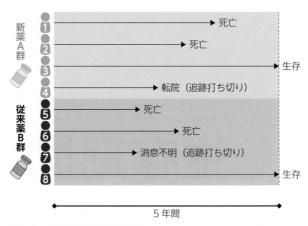

図7-1　5年間の追跡調査の例

一般にこのような研究は「前向き研究」ですので，エビデンスレベルの高い研究になります（📖 おさらい ▶ p.27）。医学の教科書でしばしば見かける「5年生存率」や「10年生存率」などは，この方法を用いて計算されたものです。

また，イベントは「死亡」だけではなく，例えば，「脳卒中の発症」（イベントあり＝脳卒中発症あり，イベントなし＝脳卒中発症なし），「糖尿病の発症」（イベントあり＝糖尿病発症あり，イベントなし＝糖尿病発症なし）など，任意にイベントを設定することができます。ただし，イベントは二値の名義変数（死亡・死亡なし，発症・発症なし，有効・有効か確認できず，などの二値）でなければなりません。

具体例を示せば，イベントを「脳卒中の発症」にした場合，高血圧群と正常血圧群について一定期間追跡調査を行い，両群間に脳卒中発症までの期間に有意差があるか否かの検定ができます。また，イベントを糖尿病の発症にした場合には，肥満群と非肥満群について一定期間追跡調査を行い，両群間に糖尿病発症までの期間に有意差があるか否かの検定ができます。

2 群（生存期間）

ログランク検定

　2 群間の生存期間の比較の代表的な方法として「ログランク検定」があります。保健医療領域の調査・研究で最も多く用いられている検定法ですので，この方法を覚えておくとよいでしょう。

　それでは，次の**練習問題 7-1** を用いて解説していきます。

■　練習問題 7-1

　ある町の 70 歳の住民 259 人（男性 95 人，女性 164 人）にミニ・メンタル・ステート試験（MMSE）を行いました。その後，83 歳まで 13 年間追跡調査を行い，これにより **Excel 10** に示す結果を得ました。13 年間に 69 人が死亡し，190 人は生存していました。

　70 歳時に行った認知機能検査の得点は，その後の死亡を予測する因子になりますか？（つまり，認知症群は非認知症群に比べ，生存期間は有意に短いですか？）

　また，認知症群と非認知症群の 10 年生存率も求めてください。

　なお，一般に MMSE 得点が 23 点以下の人は認知機能が明らかに低下しており，認知症の可能性が強く疑われます。ここでは MMSE 23 点以下を認知症群，それ以外は非認知症群とします。

	A	B	C	D	E
1	ID	MMSE得点	MMSE得点_23以下	期間_月	死亡
2	1	27	0	148	0
3	2	27	0	146	0
4	3	26	0	150	0
5	4	24	0	148	0
6	5	27	0	148	0
7	6	26	0	152	0
8	7	23	1	148	0
9	8	24	0	148	0
10	9	28	0	152	0
11	10	25	0	148	0
12	11	28	0	152	0

Excel 10　MMSE 得点と生存期間

検定法選択

　《認知症群》と《非認知症群》の 2 群間の生存期間の比較になりますので，「ログランク検定」を用います。

解析

まず，Excel 10 のデータを EZR にインポート*します。なお，データセット名は任意ですが，「Dataset_MMSE得点_生存期間」としました。なお，本例の Excel データの MMSE 得点については，あらかじめ 23 点以下を「1」，それ以外を「0」として，2 群に分けた列が用意されています。ここではこの列を用いますが，以前に解説した操作により，連続変数の MMSE 得点を 2 群に分けることも，もちろん可能です（📖おさらい▶p.73）。

それでは，ログランク検定を行っていきます。R コマンダーから，以下の順に選択します（図7-2）。

Ｒコマンダー タブ 統計解析 ＞ 生存期間の解析 ＞ 生存曲線の記述と群間の比較（Logrank 検定）

すると，新たに画面が現れます。本例のイベントは死亡ですので，「イベント（1），打ち切り（0）の変数（1つ選択)」欄のイベントとして 死亡 を選択します。「観察期間の変数（1つ選択)」欄には，イベントが起こるまでの期間を選択します。本例では死亡までの期間（月）ですので 期間_月 を選択します。「郡別する変数を選択（0～複数選択可)」欄では，《認知症群》と《非認知症群》の生存期間を比較するので，MMSE得点_23以下 を選択します。

「オプション」として，「打ち切りをマークで表示する」にチェックがありますが，ここにチェックがあると，後程作成されるグラフの中に縦棒で打ち切り例が表示されます。「At risk のサンプル数を表示する」をチェックすると，グラフの下にイベントの発生や打ち切りによって脱落した人を差し引いた人数が表示されます。「生存率を表示するポイント（観察期間の単位が日で 1 年生存なら 365)」欄には，今回，単位が月で 10 年生存率を見たいので，「120」（＝12×10）と入力しました。

最後に「OK」とします。

結論

これによってグラフが現れます。このグラフは**カプラン・マイヤー（Kaplan-Meier）曲線**と呼ばれます。

MMSE 23 点以下の《認知症群》である「1」は色付き線，《非認知症群》である「0」は黒い線で示され，Y 軸は生存率なので死亡者が多いほど，下降していきます。このように時間経過に伴い，《認知症群》（色付き線）は，《非認知症群》（黒線）に比べ，大きく下降しています。色付き線および黒い線の中の短い縦線は打ち切り例を示しています。

グラフの下の「Number at risk」は，各時点での死亡例や打ち切り例を差し引いた生存

---

* 　取り込みたい Excel データ範囲を「選択」し「コピー」。R コマンダータブ「ファイル」＞「データのインポート」＞「ファイルまたはクリップボード，URL からテキストデータを読み込む」を選択。新規画面で任意のデータセット名（例：「Dataset_MMSE得点_生存期間」）を入力，データファイルの場所を「クリップボード」，フィールドの区切り記号を「タブ」として「OK」。R コマンダーデータセット欄に任意のデータセット名が表示されていることを確認（もしくは選択）します（📖おさらい▶p.29）。

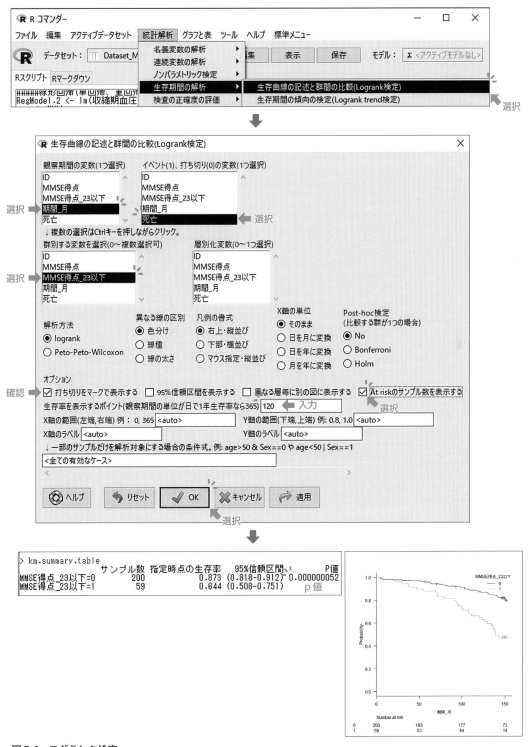

図7-2　ログランク検定

　例の数を示しています。例えば，100 カ月の時点では，認知症群は 44 例，非認知症群では 177 例の生存が確認されています。

また，Rコマンダーの出力欄には青字で結果が表示されます。「指定時点の生存率」として，今回は10年（120カ月）を指定しましたので，《認知症群》の10年間の生存率は64.4％，《非認知症群》では87.3％でした。

　両群間の比較はログランク検定（logrank 検定）を用いています。p値は「0.000000052」（＜0.05）ですので，認知症群の生存率は非認知症群に比べ，有意に低いことが分かります。なお，計算できない場合は「〈NA〉」と表示されます。

　保健統計や医療統計の分野では，感度と特異度という用語をしばしば耳にしますが，これは検査の有効性（妥当性）を測る指標として用いられています。つまり，感度も特異度も高い検査は優れた検査ということになります。

　ここでは，最初に ① 感度と特異度について例を挙げて解説し，さらに，陽性反応的中率と陰性反応的中率についても学びます。次に，② 2019 年以降，世界で猛威を振るった新型コロナウイルス感染症（COVID-19）の PCR 検査を例示し，感度，特異度，陽性反応的中率，陰性反応的中率について理解を深めます。

❶感度・特異度・陽性反応的中率・陰性反応的中率の例（架空のデータ）

　胃がんの腫瘍マーカーとして「血液検査 A」が開発されたとします。胃生検の病理検査で胃がんが確定診断された患者 100 人にこの血液検査 A を行ったところ，80 人が陽性，20 人が陰性という結果でした（表 i）。同様に，胃生検の病理検査で胃がんが否定された 100 人に血液検査 A を行ったところ，陽性が 10 人，陰性が 90 人という結果でした。この結果をまとめると下表のようになります。

表 i　血液検査 A と胃がん

		胃がん		
		あり	なし	計
血液検査 A	陽性	80	10	90
	陰性	20	90	110
	計	100	100	200

感度と特異度

　感度とは，病気のある人を検査で正しく（陽性と）診断できる割合です。したがって，この例では「胃がんのある患者 100 人がこの検査を受けて，80 人が陽性になった」ので，この血液検査 A の感度は 80÷100＝0.8（80％）となります。

　一方，特異度とは，病気のない人を検査で正しく（陰性と）診断できる割合です。この例では「胃がんのない患者 100 人がこの検査を受けて，90 人が陰性であった」ので，この血液検査 A の特異度は 90÷100＝0.9（90％）となります。

　つまり，胃がんの診断精度において，この血液検査 A は感度 80％，特異度 90％の検査と言うことができます。

陽性反応的中率と陰性反応的中率

　陽性反応的中率とは，血液検査 A の結果が陽性のとき，検査結果が当たる（つまり，胃がんがある）割合であり，この例では血液検査の陽性者 90 人のうち 80 人に胃がんがあったの

で，陽性反応的中率は89%（80÷90）です。

　一方，**陰性反応的中率とは，血液検査Aの結果が陰性のとき，検査結果が当たる（つまり，胃がんがない）割合**であり，この例では陰性者110人のうち90人には胃がんがなかったので，陰性反応的中率は82%（90÷110）です。

　この例を一般化すると**表ii**のようになります。感度とは，罹患者（a＋b）が検査で陽性（真陽性a）になる割合です。言い換えれば，罹患者を正しく診断できる割合であり，a/（a＋b）と表現できます。一方，特異度とは，非罹患者（c＋d）が検査で陰性（真陰性d）になる割合（非罹患者を正しく診断できる割合）で，d/（c＋d）と表現できます。

ポイント

感度・特異度・陽性反応的中率・陰性反応的中率は以下の通り
- **感度**　　　　　：罹患者(a+b)のうち検査陽性者(真陽性a)の割合　　→a/(a+b)
- **特異度**　　　　：非罹患者(c+d)のうち検査陰性者(真陰性d)の割合→d/(c+d)
- **陽性反応的中率**：検査陽性者(a+c)のうち罹患者(真陽性a)の割合　　→a/(a+c)
- **陰性反応的中率**：検査陰性者(b+d)のうち非罹患者(真陰性d)の割合→d/(b+d)

表ii　感度・特異度・陽性反応的中率・陰性反応的中率

	罹患者	非罹患者	計	
検査陽性	a (真陽性)	c (偽陽性)	a+c	陽性反応的中率 a/(a+c)
検査陰性	b (偽陰性)	d (真陰性)	b+d	陰性反応的中率 d/(b+d)
計	a+b	c+d	a+b+c+d	

感度 a/(a+b)　特異度 d/(c+d)

　感度も特異度も共に100%の検査が理想的ですが，そのような検査は実在しません。一般に，感度が高くなると特異度が低くなり，特異度が高くなると感度が低くなる傾向があります。

　そこで，健康診断などのスクリーニング検査では，病気の人を見逃さないために偽陰性bの割合が小さい（＝真陽性aの割合が大きい）のが理想的です。したがって，感度が高い検査が求められます。一方，医療機関では診断が確定すると治療を行うのが一般的です。治療には外科治療や抗がん剤治療など侵襲の高い治療法もあります。そこで，診断を確定するための検査は病気に罹患してない人が陽性になる割合をゼロに近づける必要があります（健康な人や他疾患の人を除外する）。そのためには，特異度が高い（＝偽陽性cの割合が小さい）検査を選択する必要があります。つまり，**感度の高い検査でスクリーニング**し，次に**特異度の高い検査で診断を確定し，治療**に結びつけます。

スクリーニング（感度の高い検査）→ 診断確定（特異度の高い検査）→ 治療

❷全住民に COVID-19 の PCR 検査を行うと医療崩壊を招く？

　前述の例では，検査結果や罹患の有無のデータから，その検査の感度や特異度を求めました。感度や特異度は検査の有効性や妥当性の指標であり，例えば，血液検査 A が血液検査 B よりも感度も特異度も高ければ，血液検査 A の方が優れた（より有用な）検査と言うことができます。

　一方，検査の感度や特異度が分かっている場合には，別の使い方もあります。COVID-19 の PCR 検査を例に考察したいと思います。先進諸国の中では日本の PCR 検査数が少ないことが指摘され，検査数の拡充が求められています。その流れの中で，東京都の某区では「誰でも いつでも 何度でも」を合言葉に全区民を対象に PCR 検査を行うと報道されています。この方策は，一見，「素晴らしい」ように見えます。しかし，PCR 検査の結果は 100％正しいわけではなく，少数の誤り（偽陽性や偽陰性）は避けることができません。偽陽性や偽陰性の割合が小さくても対象集団の人数が大きくなれば，偽陽性や偽陰性の数は無視できない数になります。したがって，全区民を対象に PCR 検査を行った場合，特に偽陽性の人数が大きくなり，メリットよりもデメリットの方が大きくなる可能性が危惧されます。

　2021 年 6 月 24 日時点での直近 1 週間の人口 10 万人当たりの新規感染者数は，都道府県別で沖縄県が全国最多であり 36.7 人でした（緊急事態宣言の発出を考慮すべきステージⅣの指標は 25 人以上ですので，感染者が極めて多い状態と言えます）。**表ⅲ**は，人口 10 万人の自治体に 36.7 人ではなく，さらに多い 40 人の感染者がいると仮定し，COVID-19 の PCR 検査の感度を 80％（0.8），特異度を 99％（0.99）と想定し，全住民に PCR 検査を行ったときの結果を作成したものです。

表ⅲ　全住民への PCR 検査（人口 10 万人の自治体の場合）

	感染者	非感染者	計	
PCR 陽性	32 （真陽性）	1,000 （偽陽性）	1,032	陽性反応的中率＝　3.10%
PCR 陰性	8 （偽陰性）	98,960 （真陰性）	98,968	陰性反応的中率＝99.99%
計	40	99,960	100,000	
	感度 80%	特異度 99%		

　すなわち，感度が 80％（0.8）なので，感染者 40 人の PCR 検査結果は陽性者が 32 人（＝40×0.8），陰性者は 8 人（＝40−32）と算出されます。この 8 人は，本当は感染しているのに PCR 検査結果が陰性なので偽陰性です。一方，特異度は 99％（0.99）なので，非感染者 99,960 人（＝100,000−40）の PCR 検査陰性者が 98,960 人（＝99,960×0.99），陽性者は 1,000 人（＝99,960−98,960）になります。この 1,000 人は，感染していないのに PCR 検査結果が陽性を示しているので偽陽性です。

　このように，人口 10 万人の自治体の全住民に PCR 検査を行うと，感染していないのに

PCR検査結果が陽性（偽陽性）になる人が1,000人と算出されました。現行制度の下では，これら1,000人の陽性者（偽陽性）は感染症指定医療機関あるいは宿泊療養施設や自宅に隔離されることになります。多数の市民に無意味な入院・隔離を強制することになります。さらに，不必要な入院患者の激増により病院の収容能力や対応能力をはるかに超えてしまい，医療崩壊を招くことも危惧されます。

一方，陰性反応的中率は99.99%≒100%なので，PCR検査結果が陰性であれば，高い精度で「感染していない」と判断できますが，それでも対象人口が大きいと無視できません。この例では，偽陰性（感染しているのに検査結果が陰性）の人が8人いるので，この8人の感染者から他の人に感染が広がる可能性があります。

また，財政的にも非現実的です。PCR検査の費用が1人10,000円とすると，100,000人に検査を行うと計10億円（＝10,000×100,000）の費用が必要になります。行う価値のない計画（検査）に巨額の税金を投ずるのは，いかがなものでしょうか。PCR検査は，感染した可能性のある人（症状のある人，積極的疫学調査で感染者に接触したと判明した人など）に絞って行うのが理に適っています。

演習として，あなたの住む自治体の人口や感染者数を用いて，この例と同様のシミュレーションを行ってみてください。このとき，PCR検査の感度・特異度は最新のデータを用いて行ってください（感度・特異度は，機器・試薬・方法の改良により改善します。また，研究機関，公的検査機関，民間検査業者などの検査環境によっても，感度・特異度が異なる可能性もあります）。

❶で解説したように，感度や特異度は検査の有用性の指標として用いるのが一般的ですが，時には❷のように社会医学的観点から使用されることもあります。

おわりに

　本書を最後までお読みいただき，ありがとうございました。本書の「はじめに」（p.iii）に「本書を読み終わるころには，あなたは統計ソフトを使って統計解析を行っていると思います。その姿を想像してみてください。きっと，うれしいと思います。私も読者のそのような姿を拝見したいと切望しています」と書きました。今，どうでしょうか？　毎日10〜20分という短時間でもコツコツと努力し統計解析を学習し，現在，自力で統計解析が行えるようになった方もいらっしゃるのではないかと思います。

　私の職場の内外にも，そのように小さな努力を積み重ね，現在では多変量解析を用いて地域住民の健康課題を解析している保健師，薬剤師，栄養士などの方がいます。私は，そのような方に心からエールを送りたいと思います。人知れず地道に努力する姿を美しいと感ずるのは私だけではないと思います。

2021 年 9 月

山形市保健所初代所長

加藤丈夫

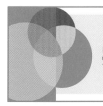

索引

本書で紹介する検定法については「EZR 操作一覧」（p.x，第1章の前）で参照ページと併せて一覧できますのでご活用ください。

ISBN978-4-260-04582-7

C3047 ￥2600E

9784260045827

定価2,860円
（本体2,600円+税10%）

消費税変更の場合
上記定価は税率の差額分変更になります

1923047026002

データの性質がわかれば，あとは"はめ込む"だけ

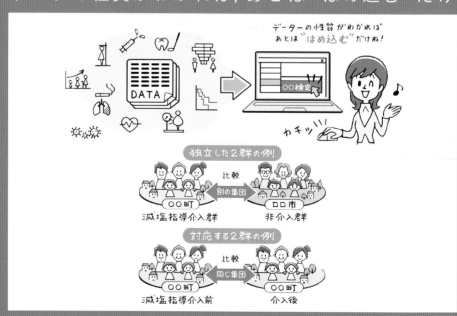

1章 統計解析でなにが分かるの？／2章 名義変数の解析／3章 連続変数の解析／
4章 傾向と相関の解析／5章 3群以上の比較／6章 多変量解析／7章 生存期間の比

医師，歯科医師，看護師，保健師，薬剤師，栄養士，理学療法士，
臨床検査技師，国保・保健行政職など全ての保健医療関係者へ